JN029216

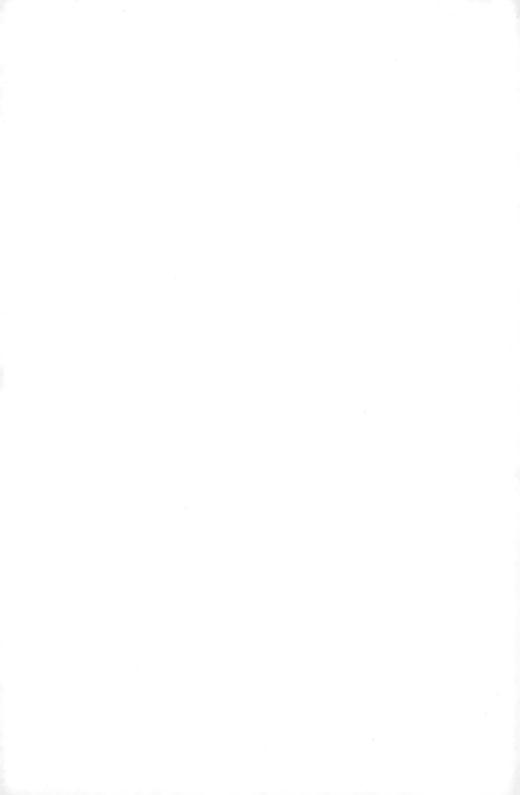

がん患者の意思決定支援

実践編

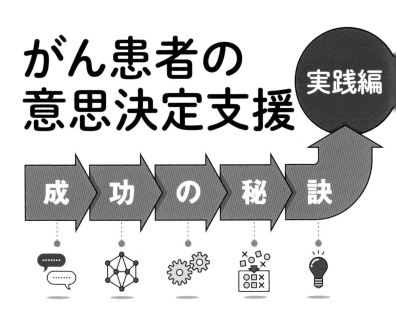

成 功 の 秘 訣

著 **堀 謙輔** 関西ろうさい病院産婦人科第2部長 緩和ケアセンター長

中外医学社

はじめに

　2022年6月に，はじめての単著である「がん患者の意思決定支援　成功の秘訣」を上梓しました．医療従事者，おもに医師や看護師にむけて，日ごろ感じている意思決定支援の難しさや解決への糸口をできるだけわかりやすく記したつもりです．

　最後の一文に，「実践編」の構想があると宣言して，前作を締めくくりましたところ，発刊元の中外医学社から早々に，次回作の提案を頂戴できましたのも，前作を手に取っていただいた読者の皆様，お一人お一人のおかげであると感謝しております．

　前作を読まれた感想をたくさんいただきました．

　望外にも，がん患者さんやご家族，がん体験のある方，これからがんになるかもしれないと心配されている方々，患者団体のスタッフの方などから，「読みました」と言っていただけたのはうれしく思いました．

　頂戴したお声の中には，「難しかった」「眠たくなった」というご意見も少なくありませんでした．たしかに，文体こそ平易にするように心掛けたものの，総論的な話に終始してしまって，一部に事例を盛り込もうと努めたものの，全体的には物語的な要素を排除した内容となってしまったので，小難しい議論に終始してしまい気分が乗らないものになってしまったと反省しています．

　そこで，今回は実践編と題しまして，7つのストーリーを用意しました．それぞれのストーリーにある問題点を明らかにして，意思決定支援の秘訣を語ることができればと考えて挑むことにしました．

　学生の頃に，小説を書きたいと思って遊びで書いたことはありますが，それを職業にしようという考えも器量もないままに，この構想を持ち上げましたので，中外医学社の編集さんからは，たくさんの指摘やご意見をいただきつつ，あとで種明かしをするための物語を少しずつ組み立てていきました．

　言い訳がましく聞こえるかもしれませんが，後で重複のない形で種明かしをすることを前提に物語を作るという私の器量を大きく超えたことに挑んでいますので，細かい部分で（いや，大まかな部分でも）ツッコみたくなるかもしれません．

　どうか広い心で，読んでいただきまして，これからにつながるご意見は，温かい言葉でいただければありがたいです．

　とはいうものの，読者のみなさんの貴重な財産と時間をいただくわけですので，

十分に配慮して執筆を進めます．そして，この本を読んで，やはり根底にある理屈として総論的な話も知りたいと思う方がおられましたら，前作あるいは本文中にご紹介している書籍や論文に目を通していただけるよう願っております．

　それではしばしの間，おつきあいください．

2023 年 7 月末日

堀　謙輔

目 次

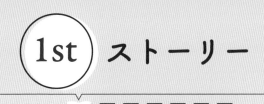

1st ストーリー

■■■■■■■

登場人物紹介

患者Aさんは，現在，53歳の女性，専業主婦.

夫（54歳）と，次女（18歳）と同居.

長女（27歳）は結婚しており，同じ市内にその夫と3歳の息子さんと暮らしています.

長女の夫のご両親は近くに住んでいて，ご健在です.

夫はいわゆる個人事業主で，休むことができないぐらいに多忙なようです.

長女は，クリニックの医療事務で，お子さんの面倒は夫の両親が喜んでしてくれているので，比較的，時間の融通が利きます.

次女は大学生になったばかりで，Aさんの病気が見つかったころは，高校受験の直前であったので，これまで，病気の説明は受けていません.

病状説明は，たまに長女が同席はするものの，すべて本人に行われて，意思決定をしてきました.

📖 診療の経過

　Aさんは右乳がんの診断を受けて，右乳房温存手術が行われました.

　Aさんが手術を受けて2週間後に担当医より，病理組織診断の結果，術後補助療法として抗がん剤治療を推奨します.

　しかし，Aさんは術前より抗がん剤治療を拒否しており，その気持ちは変わりません.

　結局，Aさんは術後の治療を行わずに，経過観察をすることを選ばれます.

　それからおよそ3年が経過して，急激な右股関節痛を感じ，身動きが取れなくなったため，救急車を要請し，搬送されてきました.

　緊急入院となり，その後の精査で，右大腿骨，両恥骨に多発骨転移，多発リンパ節転移，腹膜播種を認めました.

　担当医より，抗がん剤による全身化学療法を行った方がいいとお勧めしました.
やはり，「抗がん剤はしたくない」と拒否されました.

　右大腿骨，両恥骨の骨転移に対して，疼痛緩和・骨折予防目的で放射線療法を

開始し，デノスマブ（破骨細胞の活性化を抑制することで，がんによる骨病変の進展を抑制する薬剤）投与を始めました．

　疼痛に対しては，オピオイド（医療用麻薬）による疼痛コントロールを開始しました．

　さらにAさんは，腹膜播種による腸閉塞を起こしていました．検査の結果，小腸の数カ所に閉塞起点があり，人工肛門やバイパスなどの外科的緩和の適応はなく，オクトレオチド（消化液の分泌を減少させる作用がある薬剤）の皮下注射を開始しました．

　担当医は，経口からの食事はできないものの，肺や肝臓，脳などの臓器への転移はなく，栄養さえ確保すれば，予後が数カ月以上は見込まれると判断しました．

　Aさんは，自宅に帰りたいという希望が強く，長女はできるだけAさんの希望に添いたいという意向であったため，在宅医と訪問看護を依頼したうえで，中心静脈ポート留置術を行い，中心静脈栄養を開始して，在宅療養を始めます．

　その2カ月後，腹水貯留が著明となり，呼吸困難も出現したことから，在宅医より連絡があり，再入院となりました．

　入院の時に，長女が付き添ってきていましたので，病状の説明を行い，心肺停止の時は，蘇生行為を行わない（DNAR; Do Not Attempt Resuscitation）という同意書に署名をしてもらいました．もちろん，症状を緩和するための治療は行うことや，可能な限り，看取りができるようにタイミングを見計らって，ご家族に連絡を入れることを約束しました．説明した内容は，夫と次女には長女から話をしますということでした．

　およそ3Lの腹水を穿刺して，抜きました．Aさんは，「少し楽になりました．」と少し笑顔も見えましたが，胸水もたまってきていました．胸水穿刺ができるかを検討しましたが，すでに両側に多発肺転移，胸膜播種がありました．担当医は，Aさんの残された時間が週単位であると判断したため，胸水穿刺の適応はないと考え，呼吸不全による呼吸困難に対しては，酸素投与とオピオイド増量で対応することにしました．

　再入院後2週間ほどが経過して，Aさんは，呼吸回数が増えてきて，意識がもうろうとしてきました．血圧も低くなってきて，尿量も減ってきました．受け持ちの看護師も担当医もいよいよお亡くなりになられると判断したため，長女に連絡をしました．

　長女，次女，夫が病院に駆けつけてくれました．

　呼吸不全となったAさんは，意識レベルが低下しており，意思の疎通はとれません．

JCOPY 498-02294

酸素を投与されているだけで，呼吸は大きくなっています．

　この時，Aさんはご家族が駆け付けられてからすぐにお亡くなりになったわけではなく，途中，病室に夫とAさんの二人きりになることがありました．

　実は，夫は長女から終末期におけるAさんの対応について詳しい説明を聞いていませんでした．看護師は時間ごとに尋ねてきますが，バイタル（血圧測定，脈拍・呼吸数の確認）をとって，「大丈夫ですか？」と声をかけてはくれるものの，夫からすると「こんなにつらそうなのに，酸素を吸わせるだけで何もしてくれない」という不満が募っていきました．

　Aさんはいよいよ「死前喘鳴」という状態になりました．このころには，長女も次女もそろっていました．長女は，在宅療養患者さんの往診もしているクリニックに勤めていたこともあり，雇い主の医師や，周囲の看護師から亡くなる前の患者さんの話を聴かされており，また，病棟の看護師からも説明を聞いていたため，だいたいの状況は理解していました．しかし，夫は，これまでもAさんの病状についての説明，そして，Aさんの意思決定にまったくかかわってきませんでした．妻の「死前喘鳴」を目の当たりにして，「どうして，こんなにつらそうなのに，この病院はなにもしてくれないんだ！医者を呼べ！」と，看護師に対して，激昂し始めました．

　看護師は，担当医に連絡を入れました．「Aさんのご主人が，怒っておられます．」

　担当医には，なにがなんなのか？　まったく，理解できません．「説明を十分にしてきたし，その都度，同意書もとっている．残念なことではあるが，Aさんに対して，ご本人の希望通りにできる限りのことをした結果であり，非難されるようなことはないはずだ」と思いつつ，電話口から感じ取れる看護師の焦った声に，ドキドキしながら病棟へ向かいました．

（「1stストーリーの続き」へとつづく）．

解説

　このストーリーに登場する担当医師は，たしかに説明の機会を設けて，医療情報を十分に説明しており，また，長女からの必要な同意を得ています．

　しかし，夫は激昂しています．「どうしてなんだ⁉」という気持ちに襲われていることでしょう．私も，数は多くありませんが，同じような経験をしたことがあります．

　前著である「がん患者の意思決定支援 成功の秘訣」（2022年，中外医学社）で

の内容をまとめた「チェックリスト」を参照しながら（この本の巻末にも付記します），本ストーリーでははじめにハーバード交渉術を使って，改善できる余地があるかを紐解いていきたいと思います．

▶ハーバード交渉術（Step-Up 参照）

「ハーバード交渉術」のルーティンと言われるものには，戦術・取引設計・セットアップの３つがあります．医療における戦術とは患者さんの健康の回復とそれに引き続く幸福の実現にあるでしょう．Ａさんは終末期，さらには臨死期でありますので，健康の回復は困難な状況となっております．そして，ストーリーの最後には亡くなられています．ですから，Ａさんが亡くなられるまでの間，患者さんが可能な限り安楽であること，そして，看取りをされているご家族の心身ができる限り安寧に近づくことが「戦略」になるでしょう．

ストーリーから，担当医を中心として，医療行為としての適切な緩和ケアは実施されているようです（この本は，医療行為の内容を吟味することを目的としていませんので「もっとこうしたほうがいい」というご意見はあるかもしれませんが，お許しください）．

「戦略」という点では，大きな誤りはないでしょう．また，「取引設計」という点でも，Ａさんから，「できるだけ自宅で過ごしたい」という気持ちを引き出して，比較的，時間に余裕があり，意欲もある長女を中心とした在宅療養に，一度は移行することができています．

在宅医との連携もスムーズで，再入院についても受け入れできているという点では，問題を感じられません．「看取りも自宅で」という考え方もありますが，常にそれが可能というわけではありません．有力な選択肢であり，理想として掲げたい気持ちはありますが，あまり道徳的な強制につながるような表現をすると，ご家族の重荷になる可能性もありますので，「ご自宅で過ごすことがつらいようなら，いつでもご相談ください」という余地を残されることも大切だと私は，思っています．

最後の「セットアップ」という点ではどうでしょうか？ 担当医はすべての説明と同意を，長女に対して行っております．それは，長女がＡさんの在宅療養における介護力の主力となること，そして，なによりも説明の「セットアップ」において，担当医の都合に合わせやすいという点から，担当医も自然に長女のみに説明をして，同意書にサインをもらうようになり，なんの疑問も持たずに時間が過ぎていったことに問題があったのでしょう．

このように，なんの疑問も持たずに，自然にそうなっている状況下では，いま

JCOPY 498-02294

の「順調」が将来の「もめごと」につながるということは，予想することが難しいのです．ハーバード交渉術の3つのルーティンの中でも「セットアップ」はおろそかにされがちなものですので，説明をする際には，「この話の内容には，このメンバーでいいのか？」という自問自答が必要だと考えます．

▶方法の原理

　ここで勘違いしてほしくないのは，私はどのような時においても常に，すべてのメンバーをそろえて説明をすべきであると言いたいわけではありません．ここで，考えていただきたいのは，構造構成主義/本質行動学における「方法の原理」であります．「方法の原理」とは，「目的と状況によって，方法は変わる」ということです．

　どのような時もすべてのメンバーをそろえるとなると，このご家族の生活に強い影響を与えることになります．たとえば，CT（Computed Tomography）検査のときに使用する造影剤の同意書のサインなら，本人だけでも十分でしょう．一方で，再発がわかったとき，治療内容を大きく変更するとき，積極的治療をあきらめるときなどは，家族の同席が必要となることが多いと思います．これについては，時間の都合をつけやすい長女だけへの説明であっても仕方ない場合もあるでしょう．さらに，終末期に差し掛かり，「これからの過ごし方」や，「心肺停止時の蘇生行為の差し控え」について説明する場合には，Aさんにかかわっているご家族全員（夫や次女）の理解が必要であったと思われます．

　「目的と状況によって，方法は変わる」という「方法の原理」は，あたりまえのことを言っているように思われるでしょうが，人間はどうしても，「その結論を導きたければ，こうするとよい」というマニュアルを求めて，ルーティン化したくなるものなので，つねに「この目的と状況で，この方法は適切なのか？」と考える習慣をつけた方がいいでしょう．そのためには，「目的」「状況」を客観的かつ精緻に認識できていることも大切です．

▶現在バイアス

　このストーリーにおけるもう1つの問題は，長女に看取りについての説明をした際に，「長女からAさんの夫や次女に話をする」ことにしてしまったことでしょう．

　結果的に，長女から夫に詳しい話をなされていないかったようです．医療従事者からすると「約束したのだから，説明しておいてよ」ということになるでしょうが，そんなに簡単なことではないのです．

　前著でも説明しておりますが，行動経済学において，人間には「現在バイアス」

といわれるバイアスがあります．「現在バイアス」とは目の前にあるものの大きさは現実以上に大きく見えるが，遠い未来のものは小さく見積もってしまう傾向のことです．よく夏休みの宿題を「先延ばし」にしてしまう例を用いて説明されています．

　個人事業主で，口を開けば「忙しい」と言っている父親に対して，担当医から伝えられたことをわかりやすい言葉で伝えるのは，過大な作業だと受け止めてしまいます．「そのうち，話す機会がくるだろう」と将来に同じ作業をすることについては過小評価するのが，「現在バイアス」です．

　この「現在バイアス」は，なにも長女にだけあったわけではなく，担当医にもあったはずです．このストーリーの文中には記述されてはいませんが，おそらく，担当医も心のどこかで，「この説明は夫にしておいた方がいいと思う」という考えはあったはずです．

　しかし，担当医の都合に合わせやすいのが長女で，長女も伝えてくれると言ってくれているので委ねた形で，夫と対面することを「先延ばし」してしまっていると推察されます．

　「現在バイアス」による「先延ばし」は，患者さんやご家族だけにあてはまるのではなく，医療従事者も「先延ばし」をしがちです．とくに忙しくしていると，「今やるのは面倒だから，また，今度に」とやってしまいがちです．私は，心の中で「なんか，面倒だな」という思いがわいてきたときに，「私が面倒だと思うことは，大切なことで，今すぐにやった方がいいことである」と考えるようにしています．

▶コミットメント

　「先延ばし」を避ける方法として，コミットメントという手法があります．コミットメントとは日本語で言うと自分への約束とでも言えるでしょう．コミットメントは内的コミットメントと外的コミットメントと大きく2つに分けられます．内的コミットメントは自分の内面にすえるもので，モチベーション（動機）に似たようなものと考えられます．内的コミットメントのみに注目しすぎるとやる気があれば先延ばしなどしないという話になってしまいます．たとえば「先延ばし」しがちな局面で，意思決定支援をする側が意思決定する側に対して内的コミットメントのみに焦点をあててコミュニケーションをとると単なる説教となってしまい，相手の「先延ばし」の解決にはつながらないでしょう．一方で外的コミットメントは，外側から自分に対して働きかけるような仕組みを作っておくことです．例えば，やるべきことをスマートフォンのスケジュール機能でリマインダーをか

JCOPY 498-02294

けておくようなことです．重要な意思決定に関する説明をする場合には，担当医一人で説明するのではなく，必ず同席の医療者を入れることに決めておくことや，箇条書きでもいいので説明内容を準備しておくこと，前述の「ハーバード交渉術」における「戦術」「取引設計」「セットアップ」のような項目から作られたチェックリストを使うことで，説明する事前準備ができているかをチェックすることも外的コミットメントの一つと言えます．

···· *Take Home Message* ···············

- ハーバード交渉術の３つのルーティン（「戦術」・「取引設計」・「セットアップ」）の中でも「セットアップ」はとくに重要です．→「この話の内容には，このメンバーでいいのか？」
- 「方法の原理」に基づいて，「目的」「状況」を精緻に認知して，「目的」と「状況」に応じた「方法」を考えましょう．
- 「現在バイアス」による「先延ばし」は患者・家族・医療者のだれもが陥るバイアスの罠です．コミットメントを使い，「先延ばし」を避けましょう．

Step-Up ＜3D ハーバード流交渉術＞

　意思決定支援とは，いわばタフな交渉術という側面があります．従来の交渉術というのは１次元的にとらえられてきました．１次元的というのは，交渉を勝負ごとのようにとらえて「戦術」のみに終始することを指します．がん患者さんの意思決定支援を勝ち負けの「戦術」でとらえてしまうということは，担当医が病状を説明して，特定の治療法をお勧めし，患者および家族はそれに同意するか，拒否するかというものの考え方になります．したがって担当医は，患者さんからいかに同意を得るかにこだわることにつながります．

　では，「勝ち負け（win-lose）」にこだわらず，win-win の交渉をすれば良いではないかという意見もあるでしょう．しかし，ビジネスの世界であればいざ知らず，がん患者さんの意思決定において，誰もが気がつかないような新たな価値を創造して「パイを大きくする」という win-win の交渉は存在しないでしょう．

　win-lose，win-win のいずれにしても，相手とどう渡り合うかという，綱引きのような１次元的な勝負ごとの中で，どうやって最善を生み出すかに主眼を置いている以上，行き詰まることになります．

　新たなハーバード流交渉術（3D ハーバード流交渉術）では，「戦術」に加えて，「取引設計」と「セットアップ」の３つの次元で交渉を考えることにしています．

まず「取引設計」について，1st ストーリーの解説ではAさんの意向を引き出せているという点を評価して記載します．ここで，多くの読者は，Aさんの意向を実現するためにも二人の娘と父親に説明をして，Aさんの死を受け入れてもらえばいいと考えたことでしょう．はたして，肉親の死を受け入れるという「取引設計」は実現可能性の高いものでしょうか？　実はこの点で，1st ストーリーの解説は不足しています．では，どういう「取引設計」がいいのかですが，これには明確な正解はありません．

　一例をあげますと，仮に不可逆と判断される心肺停止時に蘇生を行わない（DNAR）としても，DNARは，患者さんにできる医療行為のすべてを差し控えるという意味ではありません（このことを誤解している医療従事者は少なくありません）．それ以外の症状緩和のためにできる医療行為については最善を尽くすというポジティブな言葉がけをすることも「取引設計」の1つといえます．また，死を前にして，あくまでも一般的な話として「死前喘鳴」など患者さんに起こる変化についての知識を持ってもらうことで，家族に「準備」をしてもらうという「取引設計」は可能といえます．

　「取引設計」を考えるうえで，もう1つ重要なもの，それは「ノーディール（取引しない）・オプション」です．「同意しない」という選択肢を常に頭に置いておく必要があるということです．担当医から病状説明をして，特定の医療行為を実施する同意を得るという交渉において，担当医は「同意しない」という選択を想定していない場合が多いでしょう．ハーバード流交渉術において，「ノーディール」が先方にとって不利であることをわからせ，さらには，こちらにとって，相手が「ノーディール」を選ぶことはむしろ有利であるように理解させる「取引設計」をするように指南されています．しかし，医療現場でそのままこの交渉術を用いるのは脅し（おどし）のようであり，倫理的に問題があります．一方で，「ノーディール」について，端から考えていないことは，同じ理由で倫理的とは言えません．医療従事者が一方的に，選択肢を2，3に絞ったうえで，「どちらも選ばない」という余地を残さないという姿勢は問題があるということです．

　3つ目の「セットアップ」ですが，簡単に表現すると，「適正な交渉参加者が適正な順序で，適正な利益にかかわる適正な問題について，適正な場所と時期に適正な期待のもと，適正な水準の交渉決裂リスクを背負って交渉に臨む」こととされています．すなわち，担当医が，適正な時期に，適切な内容の説明を，適切な相手に対して行う．あるいは，内容によっては，説明する側のメンバーのセッティングを専門看護師や受け持ち看護師，ソーシャルワーカー，薬剤師などに追加・変更することも検討することが可能でしょう．

　看護師からの電話で，担当医は慌てて病棟に向かいました．

　Aさんの部屋には，毎日訪室していて，ご家族がいるときは，労いの言葉も忘れずにかけています．今朝も，長女がいたので，「疲れてませんか？ Aさんも穏やかにされているので，少し休まれてはいかがでしょうか？」と声をかけたところでした．

　そのとき，長女は「ありがとうございます．もうすぐ父が来るので，少しの間，子どもたちの様子を見てこようと思います」と言われていたことを思い出しました．

　どうやら，今，ベッドサイドで怒っているのは夫のようです．

　担当医はAさんの病室の前に到着しました．階段を駆け上がってきたので，息が上がっています．電話をしてきた看護師は早くなんとかしてほしそうな目でこちらを見ています．息を整えるまもなく，Aさんの病室の扉をノックして，中に入りました．

　「先生，どういうことですか？ 妻はこんなにも苦しそうにしているのに，なにもしてくれないじゃないですか！ひどすぎる！この病院は」夫は激昂しています．

　「人は死を前にすると，意識が低下して，呼吸状態が変化します．ご長女には，お母さまはもうすぐお亡くなりになることをお伝えしているのですが」と担当医は返答しました．

　夫はさらに激昂して「え？ どういうこと?! 私はそんな話は聞かされていないし，第一，こんなにつらそうなのに，ナースコールを鳴らしても，すぐに来てくれない．そもそも，一体，あんたは何をしてくれているんだ?!」と声を荒げました．

　この瞬間に担当医は，自分のこれまでのことを否定されたような気持につつまれました．

　普段よりも大きめの声で，夫を説得するような強い口調で

　「私は，これまでも，治療を一所懸命やってきました」と話し始めました．

　そばで二人のやり取りを聴いている看護師からみて，担当医の顔はあきらかに紅潮していました．そして，興奮している担当医に呼応するように

　「だったら，今，このときも，一生懸命，妻に対してやってくれよ！ なにをそこに突っ立てるんだ！」と夫は前にもましてヒートアップするのでした．

　このようなことにならないためにも，事前に準備をしておく方がよいのですが，多忙な中で，このような行き違いは必ず発生します．私自身もこの事例と全く同じではありませんが，よく似た経験を何度となくしてきました．そして，若いころは，この担当医と同じように，「これまでしてきたことを否定されている」ような気持になり，患者さんの前で家族に対して言い返すような言葉を言ってしまったこともあります．

▶アンガーマネジメント

　Aさんの夫は，かなり怒っている状態です．相手が怒りの感情を持っているときには，いったん，その怒りを受け止め，怒りの理由を拝聴することから始めることが大切です．しかし，本ストーリーでは，相手の怒りを受け止めるどころか，怒りに反応して，怒りに怒りをぶつけてしまう対応をしてしまっています．相手の怒りをなんとかするには，まず，相手の怒りの感情に直面した時に起こる自分自身の怒りの反応をなんとかすることから始めなければならないでしょう．

　担当医側の状況を整理しますと，急に看護師から呼び出されて困惑したまま，階段を駆け上がり，そのまま病室に入っています．

　担当医の脈拍は速くなっていて，発汗もしていることでしょう．そのような身体状態では冷静な判断は難しくなります．

　医療従事者は特に，精神（こころ）と身体（からだ）の問題を分けて考えがちですが，本当に精神と身体は別々なのでしょうか？　怒りや喜び，悲しみなどで人間の感情が高ぶっていることを人間が認知できるのは，脈が速くなる，頭や胸が締め付けられるように痛む，手に汗握る，涙が流れる，顔が紅潮するなどの，身体反応です．実は，本人でさえ，いや，本人だからこそ，心の変化は，体に表れてやっと知ることができるのです．

　そして，感情の高ぶった心をしずめるには，体に現れた症状をほぐすしか方法がないとも言えます．リラックスするために，湯船につかることや，ヨガなどの運動を私たちは日常に取り入れています．

　このストーリーで，担当医は階段を駆け上がってきてすぐに病室に入ってしまいました．やはり，ナースステーションで呼吸を整えることと，何よりも今，病室で何が起こっているのか，情報収集して，たとえ短い時間でも，この後に起こるAさんの夫とのコミュニケーションをどうするかの対策を練るほうがいいでしょう．

感情，とくに怒りの感情をそのままにコトに臨むと，合理的な判断や正確な行為ができません．とはいえ，人間である以上，怒りの感情が出ないようにすることはできません．出てきた怒りの感情をなんとかするのがアンガーマネジメントです．

ここで読者のみなさんはこう思うかもしれません．怒っているのは患者の家族であって担当医ではないだろうと．しかし，患者や家族のもつ感情がしばしば医療従事者に転移することが知られております（**表1**，患者の感情が医療者の感情を引き出す例）[1]．相手の怒りや悲しみ，恐怖，不安などの陰性感情は転移して医療従事者の精神を揺さぶります．さらには医療者がその転移した陰性感情のままに患者や家族と接すると患者と家族に転移します．これを逆転移といいます．医療従事者としてはさすがに逆転移だけは避けたいわけです．

ここから，担当医が自分自身の怒りの感情をマネジメントした結果，Aさんの夫の怒りを受け止めていくという別のストーリーを考えてみます．

担当医は息を整え，看護師から現在の状況を聴取します．夫が「なにもしてくれない」と立腹しているということは，どうやら，詳しい話を聴かされていないということに気がつきました．おそらく，担当医が扉を開けた瞬間，Aさんの夫は怒りに任せて，担当医にひどい言葉を浴びせることでしょう．担当医もそのつもりで訪室して，まずはこれまで，夫に対して詳しい説明をしてこなかったことをお詫びしよう．そして，話を聴いてくれそうになったら，場所を変えて，これまでの経過や今の状態を説明しなおそうと計画しました．この間，数分間ではありますが，脈も落ち着きました．

計画通り，担当医はまずは夫の怒りをそのまま受け止めて，直接，説明をしてこなかったことを詫びました．夫の怒りが少し和らいだような気がします．

表1 患者の感情が医療者の感情を引き出す例

患者の感情	医療者に引き出される感情
悲しみ	悲しみ
抑うつ	怒り
恐怖	恐怖
不安	不安
怒り	恐怖
幸福感	幸福感
性的興奮	不安

(Spiegel D, et al. Group therapy for cancer patients. 2000)

「よろしければ，少しだけ，別室で説明させていただけませんか？ 奥様のそばには看護師にいてもらいますので」

　担当医は，やはり厳しい話をするわけですから，ご本人の前で立ったままですることはどうかと考えて，夫にそう提案しました．

　夫もこれはただならぬことだなと感じ取って，それに同意しました．

　別室に移ると，担当医からはまず，これまでご本人は頑張ってこられたこと，そして，治療が難しくなり，残された時間がもう長くはないことを伝えました．

　さらに，亡くなろうとされている方に家族ができることや呼吸状態の様子については，看護師から夫に話しました．

　夫も，頭では，これまで世話になった医療従事者に対して怒りをぶちまけたいわけではないとわかっていたのでしょう．病室に戻るとさきほどまでの様子とはうって変わって，Aさんの傍らに座り，Aさんの腕をさすったりされています．

　このようにうまくいくと保証はできません．しかし，人間が社会の中で生きていくのに，きわめて重要なスキルの一つがアンガーマネジメントであることは間違いありません．

Take Home Message

- アンガーマネジメントは，人間が社会の中で生きていくために重要なスキルです．
- 人間は，自分自身の感情の高ぶりを，体の変化で感じ取っています．
- 感情の高ぶりを緩和するには，体を緩める方法を用いることです．
- あらかじめ起こることを想定しておくことで怒りが軽減されることもあります．

【文献】

1）Spiegel D, Classen C 著，朝倉隆司，他訳．がん患者と家族のためのサポートグループ．東京: 医学書院; 2003．

JCOPY 498-02294

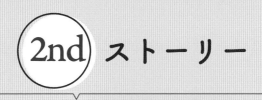

2nd ストーリー

患者Bさんは，62歳の女性．自宅近くのスーパーマーケットでレジ係をしていました．

夫とは3年前に死別しています．

夫との間に長女（35歳）と長男（29歳）をもうけていて，長女は結婚して隣接する市で，夫と，3歳と1歳になる子ども二人と暮らしています．

長男は知的障害があり，Bさんと二人で生活をしています．長男は平日の日中は，自宅近くの施設に自転車で通所をしています．長男は食事の用意をしておけば，自分で食事はできます．また，排泄や入浴，着替えなどは自分でできますが，洗濯はできません．

📖 診療の経過

　Bさんは，6カ月前におなかが膨れて，張って苦しいという訴えで自宅近くのクリニックを受診されました．その後，がん拠点病院に紹介されて，進行胃がんと診断されました．

　腹膜播種による多量の腹水貯留があり，残念ながら手術の適応はありませんでした．

　思い起こせば，1年ぐらい前から食欲の低下，体重減少，全身倦怠がありましたが，家計を支えながら長男の世話をしなければならないことから，病院から足が遠のいていました．

　Bさんに対して抗がん剤治療が行われました．抗がん剤は劇的に効いているわけではありませんでしたが，腹水貯留のスピードはややゆっくりになった気もします．がん性腹膜炎による腹部全体の鈍い痛みは続いています．担当医から処方された痛み止めは満足とまではいかないまでも，ある程度効いています．

　抗がん剤の影響なのか，がんによるものなのかはわからないのですが，悪心が時々あり，食欲はわきません．体は，ベッドの上に横たわると背中や臀部の骨が当たって痛むぐらいに痩せてしまいました．

　抗がん剤治療が開始され，およそ4カ月経過した頃，これまで鈍いだけであっ

た腹痛が時折，刺し込むような痛みとなり，嘔吐を繰り返すようになりました．CTを撮影すると，腸閉塞を起こしていたため，緊急入院となりました．幸い，肺や肝臓には転移はありませんでした．痛みに対してはフェンタニルの持続静脈内投与を行い，鎮痛が図られました．さらに担当医から絶食の指示がされて，経鼻胃管が挿入され，中心静脈栄養が開始されました．

しかし，絶食となって1週間経過しても嘔吐はおさまらず，間欠的に起こる刺し込むような痛みも続いていました．フェンタニルによるレスキュー（注射の早送り）は少しだけ効果を示しましたが，十分ではありません．

担当医は，抗がん剤の効果は十分ではないもののあると考えています．Bさんも，長男の生活を支えるためにもここで死ぬわけにはいかないと考えており，抗がん剤治療を続けることを強く望んでいます．

担当医とBさんは，ともに抗がん剤治療を続けるという意思は一致しているものの，Bさんの病状は悪くなっており，症状緩和も十分でないと心配して，病棟看護師が担当医を説得して，緩和ケアチームに相談することにしました．

担当医は渋々，緩和ケアチームに相談することを了承しましたが，問題は，Bさんの気持ちでした．Bさんは，長男のためにも病気を治したい，病気を治すためには，頑張って抗がん剤を受けるしかないと考えています．どう話せば，緩和ケアチームが介入することを納得してもらえるでしょうか？

（「2ndストーリーの続き」へとつづく）

解説

▶現状維持バイアス

合理的に考えれば，現状を変更した方が望ましいと考えられる場合でも，今のままがいいと思ってしまうことを「現状維持バイアス」と言います．がん性腹膜炎による腸閉塞を起こしていることから，冷静な目で見るとBさんの病状は進行しているようです．しかし，担当医もBさん自身も，抗がん剤の効果を大きく見積もっていて，今の治療法を続けることを願っています．

一般的に，抗がん剤の効果が乏しくなってきている場合，抗がん剤の種類を変更することが検討されます．しかし，Bさんは病状が進行して，すでに食事がとれない状態となっており，抗がん剤を継続することすら許容できない状態と考えられます．

再発がんに対する抗がん剤治療を行うかどうかの判断において，「口から食事

JCOPY 498-02294

がとれている」「1日の半分以上はベッドから起き上がって活動している」などの条件を定めていて，バイアスの罠にはまらないようにしている施設もあります．これは，1st ストーリーの前半で解説したコミットメント手法のうちの「外的コミットメント」にあたります．

施設内の取り決めや，学会が主導して作成されるガイドラインなどは医療における「外的コミットメント」の具体例になり，さらにわかりやすいものとして，フローチャートやアルゴリズムなどの図表にして，合理的な意思決定を導くことも可能です．

ただし，文章や図表で，判断や行為を固定してしまうことで，個別の事情を酌む姿勢が失われるという弊害があることも知っておいた方がいいでしょう．

▶正常化バイアス

正常化バイアスとは，周囲に危機が迫っている中でも，とくに根拠なく「私は大丈夫」と思ってしまうバイアスです．災害時に，即座に自分の身を守る行動をとらない人は，この正常化バイアスがより強い人だと言えます．

Bさんは，抗がん剤さえ続けていれば，がんは制御できて，生きることができると信じているようです．また，担当医もそこまでの信念はないものの，「抗がん剤は効いている．まだ，大丈夫」と思っているようです．

患者さんはともかくとして，担当医のような医療従事者はたくさんのがん患者さんの経過を見ているわけですから，もっと客観的に，抗がん剤の効果が出ていないと判断できるのではないかと思えます．しかし，ことはそう簡単ではありません．

熟練したがん治療医や，その指導の下にいる医師は，がん治療について多くの成功体験を持っています．こういった医師の記憶に鮮明に残っているのは，予想外にうまく治療できた例や，反対にうまくいかなかった例となります．体験が多ければ多いほど，「こうすればうまくいくはず」という思いは強くなることでしょう．

▶実現可能性と論理的可能性

私は，人間がもっている可能性には，「実現可能性」と「論理的可能性」の2つの可能性があると思っています．「実現可能性」とは，その人自身のもつ能力・体力などのポテンシャル，経済的状況や周囲の環境などから，これならできるであろうという可能性です．

一方で，「論理的可能性」とは，簡単にいうと「言葉にできる」という言い方の

可能性です．「いつ」「どこで」「だれが」「だれと」「なにを」したということを言葉にすることは可能です．例えば，「10 年後にアメリカで，私はメジャーリーグの選手になっている」という文章を作った時に，この文章には「論理的可能性」はあります．文章として矛盾はないのです．しかし，私は子どもの時から野球が好きでしたが，上手ではなく，試合に出してもらったこともありません．そして，何よりもすでに 54 歳です．「実現可能性」がないことはだれにでもわかることでしょう．

　極端な例をあげましたので，2 つの可能性を取り違えることなどないだろうと思われるかもしれませんが，「実現可能性」と「論理的可能性」の間の差がもう少し狭い場合や，「実現可能性」の判断が難しい場合には，2 つの可能性を混同してしまうのです．

　医師は病気の診断や治療についての専門家ですので，特に「論理的可能性」に優れた文章をスラスラと話すことができます．その話を聴くと，患者さんやご家族は，「ありえそう」と感じてしまうと思います．実際の臨床の場面で，手術で治癒することが可能な疾患について，自信満々の外科医から，手術の説明を聴けば，「この先生は，絶対に治してくれる」と信頼するのはけっして悪いことではありません．

　しかし，医療はそもそも不確実なものであり，「絶対」などありません．B さんが置かれている状況がかなり厳しいことは，読者の皆さんには伝わっていると思います．しかし，当の B さんはそうは感じていないようです．

　ここで医療従事者が気をつけた方がいいこととして，「実現可能性」に即した「論理的可能性」のある文章を構築して説明しようと努めることだと私は思っています．

　おそらく多くの医師は，検査・診断・治療の各局面で，実現可能性に沿った論理的可能性のある文章を編んでいることでしょう．しかし，緩和ケアや在宅医療などについては，具体的な知識や経験に乏しく，緩和ケアを受けることで得られる利益が多いと判断されるような状況においても，「実現可能性」に沿った「論理的可能性」のある文章を作ることができないため，なんだか頼りなく感じてしまうのです．

　例えば，このストーリーで B さんは知的障害のあるお子さんの身を案じて，できる限りの延命を望まれ抗がん剤治療を受けるという「論理的可能性」を頭の中に描いています．しかし，現実は抗がん剤を続けることによって延命を図る可能性は残念ながらありません．そこで「実現可能性」を踏まえた「論理的可能性」のある言葉にしますと，がんの進行による症状をできるだけ緩和して自宅で過ご

JCOPY 498-02294

す時間を増やし，Bさんの目の前でお子さんが周囲の人々に支えられながら生活していけるよう支援することだと思います．

このように緩和ケアや在宅医療や生活支援などについて，「実現可能性」に沿った「論理的可能性」のある言葉を紡げるのは，治療医よりも在宅医や訪問看護師，ソーシャルワーカー，緩和ケアチームなどの方々ではないでしょうか．

▶行動変容を促す「動機付け」

意思決定支援についてはこれまでも多くの著書があり，その基本にあるのは，「プロセス重視」の姿勢です．私も，意思決定支援において「プロセス重視」の姿勢が大切であると思っています．その一方で，プロセスさえよければ問題を先送りすることや，本人にとってとても容認しがたいような結果を招く選択がなされてしまうことをそのままにしておくのも問題であると感じています．

意思決定支援に行動経済学的なアプローチを導入するにあたっては，行動経済学の目指すところの「行動変容」という結果の設定について，倫理的に問題がないのかという議論があります．

すなわち，行動経済学者が提唱する，ナッジ（Step-Up ナッジとその倫理性参照）やコミットメント（6 ページ参照）という手法は，行為者にとってより望ましいと考えられる行動を促すための方法であるため，「より望ましい」方法とは何か？ それはいったいだれが決めるのか？ という倫理的な問題が発生するのです．

行動経済学的手法のもつ倫理的な問題は後に語ることとして，患者さんにとって，より望ましい行動を選択してもらうにはどのように話せばいいかについてお話しさせていただきます．

平井らは **表1** のように，その行動をした方がいいかどうかの評価は別にして，その行動をしたときと，しないときのメリット（長所，よいところ）とデメリット（短所，わるいところ）を 4 つに分けて行動変容がもたらす影響を見える化す

表1 動機付け面接

行動変容	メリット	デメリット
しないとき		
するとき		

行動変容	メリット		デメリット	
	現在	未来	現在	未来
しないとき	現在	未来	現在	未来
するとき	現在	未来	現在	未来

（大阪大学 平井啓准教授による）

（同図表に関しての記述は，近日中に発刊予定の，白井こころ，他編著．ポジティブ心理と健康（仮題）: Happiness, Well-being & Health. 東京: 大修館書店．の中で解説される計画になっております）

ることで，意思決定を促進することが可能だとしています．さらに，前述の「現在バイアス」の影響を考慮して，メリットとデメリットをそれぞれ，未来と現在に分けることで 8 分割にする方法を提唱しています．

Step-Up ＜ナッジとその倫理性＞

たくさんのご縁を頂き，「医療現場の行動経済学」（東洋経済新報社．2018），「実践 医療現場の行動経済学」（東洋経済新報社．2022），「がん患者の意思決定支援 成功の秘訣」（中外医学社．2022）の執筆に関わらせていただいたことで，いくつかの医療業界から行動経済学についての講演を依頼されることが増えてきました．ありがたいことなのですが，そこで必ずといっていいほどお願いされるのは「ナッジ」の具体例をあげてほしいということです．

「ナッジ（Nudge）」とは，英語で「肘でつつく」という意味で，行動経済学の領域では，この本や前述の書籍に説明されているさまざまなバイアス（偏り）やヒューリスティックスにより，なかなか合理的な判断ができない人に対して，隣から肘でつつくように「好ましい」選択をするように促す手法全般のことを指します．バイアスやヒューリスティックスに陥りがちな人間の意志決定を支援する方法の多くを指しますので，特定の方法だけを「ナッジ」と呼ぶわけではありません．

複数の選択肢がある中で，「好ましい」と思われる選択肢を「おススメ」として，設定し（この「おススメ」のことを「デフォルト」といいます），選んでもらいやすくする方法のことをナッジと言います．

意思決定支援はよくワインのソムリエに例えられます．ワインに詳しくないが，食事にあったワインが好きという方にとってソムリエは欠かせない存在です．本人の好みだけでなく，目の前に運ばれてきた料理，予算，そして，お店にあるワインの在庫を統合的に考量して，「おススメ」を伝えるのがソムリエの仕事です．医療行為に関する意思決定は本人の意思を尊重されるべきとされています．しかし，医療従事者ではない患者さんやその家族が，数十年にわたって医学のことだけを突き詰めてきた医療従事者を前にしてその見識を乗り越えることは容易ではありません．だからこそ，医療従事者は患者さんの価値観や身体の状況，使える医療資源（薬剤，手術，放射線，在宅医療など）に十分に配慮した「おススメ」を患者さんとともに探していくソムリエのような姿勢が必要でしょう．

ただし，私が講演会で求められている「ナッジ」は，前述のような個別に繰り返し，面談を行うことで「おススメ」を探っていくこととは違って，1 時間前後の講演の中で，「こういう伝え方をすれば，聴き手の心を動かせますよ」というメッセージや手法のことを指しています．これほどまでに「ナッジ」が脚光を浴びた理由は，

JCOPY 498-02294

```
┌─────────────────────────────────────────────────────────┐
│  備  考  ─────────────────────────────────────────────  │
│          ─────────────────────────────────────────────  │
│          ─────────────────────────────────────────────  │
│          ─────────────────────────────────────────────  │
└─────────────────────────────────────────────────────────┘
```

以下の部分を使用して臓器提供に関する意思を表示することができます（記入は自由です）。
記入する場合は、1から3までのいずれかの番号を○で囲んでください。

1. 私は、<u>脳死後及び心臓が停止した死後のいずれでも</u>、移植のために臓器を提供します。

2. 私は、<u>心臓が停止した死後に限り</u>、移植のために臓器を提供します。

3. 私は、臓器を提供しません。

《1又は2を選んだ方で、提供したくない臓器があれば、×をつけてください。》

【心臓・肺・肝臓・腎（じん）臓・膵（すい）臓・小腸・眼球】

〔 特記欄　：　　　　　　　　 〕　《自筆署名》
　　　　　　　　　　　　　　　　　　　《署名年月日》　　　　年　　　月　　　日

図1　自動車運転免許証の裏面

「ナッジ」に多くの人々が好ましい行動をするように変容できる力があるからです．政府や製薬企業は「ワクチン接種をしてもらいたい」「健康診断を受けてもらいたい」「臓器提供の意思表示をしてほしい」など，本来は人々が自分で考えて決めることを，あまり深く考えずに誘導されて決めた形になります．脳死判定をされた際の臓器提供の意思表示は現在，日本の自動車免許証では，オプトインの方法が採用されています（**図1** 自動車運転免許証の裏面）．オプトインとは同意する場合にサインをする方法で，反対にオプトアウトとはサインをしなければ同意したことになり，同意しない場合に限りサインをするという方法です．ここで政府として単純に同意率をあげればよいではないかという考えでオプトアウトの方法をとると確かに同意率は上がります．しかし，実際に脳死の段階になり，本人と家族の間で話し合いが行われておらず，家族が同意を覆すことが増えます．本当は熟慮しないといけない内容の意思決定を，深く考えずに決めさせてしまうという弊害があり，どんな場合においてもナッジを用いれば解決するというわけではありません．

「ナッジ」は人々を行動変容させるための強力な手法ですが，利己的な動機で，個別の事情を考えずに包括的な同意を取得する手法として用いると倫理に反します．なかでも，とくに悪意のあるものは「スラッジ（sludge）」と名づけられて，痛烈に批判されています．

医療現場において，明確な悪意をもって患者さんの行動変容をうながすものはないと信じています．また，近年の医療現場では様々な同意書にサインをさせられ

るのも，かつてのパターナリズム（父権主義）的な「ナッジ」を多用しないための仕組みとも言えます．

　たとえば，臨床試験への同意を得る場合に，すでに治療が行われたあとのデータを用いるという後方視的な観察研究の中にはオプトアウトで同意をいただくことが許容されていますが，これから試験的な治療を受けるという前向きな介入研究の場合はオプトインでの同意を得ることが必須とされています．

　さて，行動経済学者であるキャス・サンスティン[4]によりますと，ナッジは意志決定者の「したくないこと」まで，逆方向に誘導できるのかというと，これまでの研究で否定されているそうです．「したくない」ことなら，明確に拒否できる権利は担保されていると主張しています．

　たしかに，拒否権は担保されていますが，やはりナッジのなかでも最も強力であるオプトアウトという手法は熟慮や拒否の機会を十分に与えているとは言えないでしょう．ナッジを用いる場合には，そのおススメが患者の意思を十分にくみ取ったもので，なおかつ無危害・善行・正義に基づいているという根拠が必要だと私は考えています．

⋯ *Take Home Message* ⋯

- 合理的に考えれば，現状を変更した方が望ましいと考えられる場合でも，今のままがいいと思ってしまうことを「現状維持バイアス」といいます．
- 周囲に危機が迫っている中でも，とくに根拠なく「私は大丈夫」と思ってしまうことを正常化バイアスといいます．
- 施設内の取り決めや，学会が主導して作成されるガイドライン，フローチャートやアルゴリズムなどの図表などを用いて，合理的な意思決定を導くことが可能です．
- 緩和ケアや在宅医療などについて，「実現可能性」に沿った「論理的可能性」のある言葉を紡げるのは，治療医よりも在宅医や訪問看護師，ソーシャルワーカー，緩和ケアチームなどの方々でしょう．
- 行動をしたときと，しないときのメリットとデメリットを4つに分けて行動変容がもたらす影響を見える化することで，意思決定を促進することが可能です．

JCOPY 498-02294

　相談を受けた緩和ケアチームは，Bさんのお気持ちに配慮して，治療の継続と別の話として，今の辛い症状を取る専門家として関わるという姿勢であることを，担当医や受け持ち看護師を通じて，Bさんに伝えてもらいました．

　Bさんは，今の症状がとても辛いのでなんとかしてほしいと思っています．ただ，緩和ケアというと治療をあきらめることになると考えていましたので，避けていたのです．担当医や看護師から，治療を続けるためにも症状はしっかり取った方がいいと説明されたので，緩和ケアチームの介入を受け入れることにしました．

　その後，緩和ケアチームの専門看護師や心理士が，部屋までやってきました．痛みに関しては，腸管が完全に閉塞しているため，腸管の動きを残すフェンタニルよりもむしろ腸管の動きを止めるオキファストの方が好ましいと考えて，オピオイドスイッチングを提案しました．胃管の留置で鼻や喉の痛みと違和感が強く不快であったので，経皮経食道胃管（percutaneous trans-esophageal gastro-tubing; PTEG）の挿入を消化器内科に依頼して，実施してもらいました．痛みが以前より和らぎ，経鼻胃管がないことで話しやすくなりました．その後は，緩和ケアの看護師や心理士ともずいぶん話をするようになり，今となってはなくてはならない存在ともいえるようになってきました（Step-Up; ラポール形成参照）．

　長男の行く末が気がかりです．それは，長男が知的障害であることを受容しなければならなかったころから，ずっと考えてきたことでした．いつかは，Bさん自身で長男の面倒を見られなくなる日が来ることは，漠然としつつも胸が痛くなるような問題でした．そして，自分の体のことは自分でもよくわかっているのです．どうも治療がうまく進んでいない．担当医や看護師さんは優しく励ましてはくれるのですが，体がついていかないのです．長男の今後のことを本気で考えなきゃいけないけど，どうしたらいいのかわかりません．そこである日，緩和ケアチームの心理士に思い切って今の気持ちを伝えてみたのです．

　すると，心理師が，Bさんの気持ちを受け止めた後に，長男と過ごす時間を増やすためにも自宅で過ごせるように考えていきませんかと提案してくれました．そのために，病院のソーシャルワーカーやBさんの自宅近くの在宅医や訪問看護ステーションの看護師などが参加してもらい，できることを相談してみませんかと持ち掛けてくれたのです．

　担当医からは，今は難しいが体力がつけば，また治療も可能であるとも言われ

ましたが，まずは今できること，大切に考えている長男のこれからについてみんなで考えようという気持ちになってきました．

Step-Up ＜ラポール形成＞

　ラポールとは，信頼関係と訳されます．よく使われるのはカウンセリングの場面で，聞き手と話し手の間の信頼関係をラポールと呼び，カウンセリングの成否はラポールの構築にかかっているとされています[1]．

　ラポール形成がうまくできていると，話し手は，安心して自由にふるまい，素直な感情を表現することができます．

　ラポールを構築するためには，カウンセリングの基本的態度である，純粋性・受容的態度・共感的理解が重要とされており，具体的な技法として，アイヴィ（Ivey AE）が開発したマイクロカウンセリングと呼ばれる技法[2]があります．

　よく患者さんと医療従事者の間では，信頼関係が必要であると耳にします．しかし，多くの医療従事者は信頼関係を得るために技術があることを知らずに過ごしています．マイクロカウンセリングは，多くのカウンセリングの場面で共通してみられる具体的な技法を観察，整理，分類したものですので，臨床経験豊富な医療従事者であれば自然に身についている場合もあるでしょう．

　この本を読まれている方は少なからず，カウンセリングの技法について自然に会得しておられることでしょうが，とはいえ，悩んでいる部分もあると思います．

　このストーリーのように，緩和ケアチームがＢさんとラポールを構築するに至ったのは，専門看護師や心理士による基本的傾聴の態度が効果的であったと考えられます．

　基本的傾聴は，まず初めに「かかわり行動」と言われる 4 つの手法から始まります．

　①相手に視線を合わせる

　②身体言語（身振り手振りや姿勢など）に配慮する

　③声の質（大きさ，トーン，スピードなど）に配慮する

　④言語的追跡（相手の話す話題をさえぎらずについていく）

　この「かかわり行動」を基本にして，さらに 4 つの基本的傾聴の連鎖の技法があります．

　①閉じられた質問，開かれた質問をうまく使い分ける

　　閉じられた質問とは「はい」，「いいえ」で答えられる質問であり，開かれた質問とはそうでなく自由に表現できる質問です．ともに長所と短所があるので，うまく使い分ける必要があります．

JCOPY 498-02294

②クライアント観察技法

　話し手の言いたいことを理解するためには，話し手の言語的なコミュニケーションと非言語的なコミュニケーションの両方を観察することが大切です．とくに，医療従事者が病状や医療行為の説明に注意を払っているときには，話し手の表情や身振り手振り，声の質などの非言語的コミュニケーションの観察がおろそかになると想像されます．

③はげまし，いいかえ，要約

　うなずきや相槌は話し手への「はげまし」になります．相手の言いたいことを聞き手なりに解釈して言い換えることや要約して伝えることで，「聞いてもらっている」という信頼が生まれます．

④感情の反映

　話し手の言葉や様子を手掛かりにして相手の今の感情をとらえて，聞き手なりの言葉で表現して伝えること．例えば，「それはお辛いですね」や「うれしいですよね」という表現になります．

　この基本的傾聴の連鎖により，ラポール形成の初期段階が達成できると，その後のかかわりが円滑に進むとされてます．

　臨床の場面で困っておられるようであれば，参考にしていただければと思います．

【文献】

1）NPO 法人キャリア・コンサルティング協議会，編．平成 24 年　大学等におけるキャリア教育実践講習テキスト．
2）Ivey AE. Intentional Interviewing and Counseling 2007．日本マイクロカウンセリング学会 HP．
3）福原眞知子，監修．マイクロカウンセリング技法．東京: 風間書房; 2007．
4）Sunstein CR. The ethics of nudging. Yale Journal on Regulation. 2015; 32: 413.

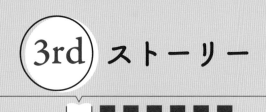

3rd ストーリー

患者 C さんは，現在，43 歳の男性，自営業．

妻（42 歳），長男（5 歳），長女（3 歳）と同居．

C さんのご両親はすでに他界されています．妻のご両親は健在ですが，在来線・新幹線などを乗り継いでおよそ 5 時間かかる遠方に住んでいます．

C さんは，病気になる前は，居酒屋を経営していて，仕入れや仕込み，そして金策など多忙でした．

妻も子育てをしながら，C さんとともに居酒屋を手伝っていますが，お子さんはまだ小さいので，余裕がありません．

居酒屋は繁盛しており，アルバイトを数人雇っていますが，店を任せられるような人はいませんので，C さんが休暇をとることはできません．

診療の経過

　C さんは，6 カ月ほど前から下痢や便秘を繰り返すようになりました．それまでは，たまにおなかをこわすことはあっても，原因は見当がついて，すぐに改善しており，排便状況に問題を抱えることなど記憶にありません．6 カ月も続いていることに違和感を持ちながらも，居酒屋を経営することで目いっぱいの毎日であり，そのままにしていました．

　ある朝，いつものようにトイレに行き，排便をしたところ，便器が真っ赤になりました．特に痛みはありませんでした．前の夜にお客さんに勧められて少し飲みすぎたのかもしれないと思い，そこまで気にしませんでした．これまでも，トイレットペーパーに血がつくことが何度かありましたが，おそらく痔ではないかと思っていました．

　症状に気づき始めて 6 カ月程が経過した頃，C さんは食欲がなくなってきました．よく考えると，もう 1 週間ぐらい，排便がありません．おなかも張ってきています．おなかが痛くなってトイレにいくと，か細いガスが出て，少し痛みは和らぎますが，スッキリしません．そして，とうとう店で仕込みをしているときに急激な腹痛に見舞われました．C さんは，立っていることさえ難しくなり，その

JCOPY 498-02294

場で汗びっしょりになって横になり膝をかかえていまいました．幸か不幸か，妻も一緒に手伝っていたので，救急車を呼びました．

　救急車は，近くにある大きな市民病院へＣさんを運んでくれました．病院での診察で，Ｓ状結腸に大きな腫瘍ができており，腸が詰まって，便が出なくなっていることがわかりました．腹水がたまっていて，腸の一部に穴が開いてしまったようです．それだけでなくＣＴには肝臓と左右の肺にはたくさんの影が映っていました．どうやら遠隔転移をしているようです．

　消化器外科医が呼び出されて，緊急手術をすることになりました．Ｃさんは，激しい痛みのために説明を聞いていられるような状態でありません．代わりに妻が消化器外科医の説明を聞き，同意書にサインをしました．担当医の口ぶりから夫の命が危険にさらされていることと，今すぐ手術をしないといけないことだけはわかりましたので，「お願いします」というのが精いっぱいで，細かい部分まで考えられませんでした．

　手術は，腹腔内に漏れた便汁・消化液を洗浄し，回腸ストマ（人工肛門）を上げて終了しました．術後は敗血症（細菌が増殖して血液中にまで及ぶ状態）になる危険性がありました．

　Ｃさんは，術直後はもうろうとしましたが，翌朝には自分が手術を受けて病室にいることが理解できてきました．看護師が処置をしてくれている様子から，人工肛門になっていることもわかりました．朝の回診で，担当医から，Ｃさんは大腸がんであること，がんによって腸が詰まってしまって便が出なくなり，腸の一部に穴が開いて，腹膜炎になったので，応急的に人工肛門を作ったことを説明されました．かなりのショックでしたが，そのときは傷も痛くて起き上がれないし，とにかく救急車で運ばれる前のことはほとんど思い出せないので，何を質問していいのかもわからず，黙っているしかありませんでした．

　幸い敗血症にもならずに順調に経過して，1週間後には食事もとれるようになり，傷の痛みも和らぎ，Ｃさんは病棟内をゆっくり歩行できるまでになりました．

　Ｃさんが歩けるまでに回復したので，担当医より病状説明と今後の治療についての話がありました．

　担当医「手術後にも説明しましたが，大腸がんで腸閉塞となり穿孔したので，緊急手術で人工肛門を造設しました．入院時に撮影したＣＴで，肝臓と両側の肺に多発転移がありますので，ステージⅣの状態です．抗がん剤治療が必要です」

　Ｃさん「手術で，がんはとれていないんですか？　人工肛門を作っただけですか？」

　担当医「腹膜播種もあったうえに，腹腔内は穿孔性の腹膜炎でとてもじゃない

が手術ができるような状態ではありませんでした」

　Cさん「もう一度，手術をしてがんをとることはできないのですか？」

　担当医「さきほどもいいましたように，腹膜播種があり，さらには肺と肝臓に多発転移があるので，手術適応はありません．こういった場合，抗がん剤治療しかありません」

　Cさん「それはもう手遅れということでしょうか？　ステージⅣって手遅れってことですよね？」Cさんは医師の説明に納得できない様子で，怒りを露わにしました．

　（「3rd アナザーストーリー」へとつづく）

解説

▶ヘルス・リテラシーとバイアス

　Cさんは少なくとも6カ月前から自覚できる症状がありました．みなさんも，ストーリーを読みながら「早く病院に行けよ」と心の中でつぶやいたのではないでしょうか？　この本は，がん患者の意思決定支援について書いていることをみなさんもご存じなので，ストーリーのはじめからCさんががんになることを想定できます．時系列で次々に起こる症状を並べると，いわゆる「フラグが立った」状態になります．しかし，現実の私たちは，生活のなかで自分自身や家族ががんになるという想定で暮らしていませんので，生じた症状ががんによるものだと即座に考えることはできません．つまり実生活で，がんのフラグは立ちません．みなさんの中には，「Cさんは健康診断を受けていなかったのか？」というご意見もあるでしょう．しかし，厚生労働省「令和元年度国民生活基礎調査」[1]によりますと，大腸がん検診の受診率は34.2％でした．2/3の方が，がん検診を受けていないのが実状です．また，コロナ禍でこの数値はさらに下がっている可能性も指摘されています．

　健康診断のために医療機関へ行くことで新型コロナウイルスに感染することを心配する人がいるようですが，実際に外来受診のレベルで感染する危険性は低いでしょう．

　感染拡大の多くは，医療機関でも入院中，もしくは介護福祉施設や家庭内，職場などから起こっていますが，病院＝コロナ感染というバイアスが作用していると思われます．

　また，健診について2ndストーリーで解説した現在と未来のメリット・デメ

JCOPY 498-02294

表1 健診のメリット・デメリット

	メリット		デメリット	
健診を受ける	【現在】 なし	【未来】 がんの早期発見	【現在】 時間と費用	【未来】 悲しいニュースを聴かされる
健診を受けない	【現在】 なし	【未来】 なし	【現在】 なし	【未来】 がんが進行してから見つかる

リットからなる動機付け面接で紐解きますと，健診を受ける現在のメリットはありませんがデメリットは時間と費用が奪われることになります．未来のメリットはがんの早期発見による生存率の向上ですが，デメリットとして，がんが見つかった時に悲しいニュースを耳にしなければならないということがあります **表1**．

　こうやって，動機付け面談の表にしてみた時に，健診を受けなくても無理もないなと思ってしまうのは私だけでしょうか？　ただでさえ，行動を起こした時のデメリットとなる「やらない理由」を並べる方が簡単なのです．

　厚生労働省が目標に挙げているように[2]がん健診を受ける人の割合を50％とする数値目標を達成するには，この方法では難しいと考えています．

　現在，文部科学省が小中高等学校に対して，「がん教育」を行う計画を順次進めており，私も勤務先のある尼崎市の中学校へ「がん教育」に出向いております．主な目的は，学生のヘルス・リテラシー向上だけでなく，子どもを起点として周囲の大人の健康への気遣いを促そうというところにあります．がん患者さんやがん体験のある方の中には，予防や生活習慣の改善に焦点をあてた「がん教育」に違和感を唱える方もおられます．すでにがんになってしまった方々からしますと，「がんは予防できる」「早期発見でがんは治る」というメッセージに胸を痛めても不思議ではありません．一方で，国には国民全体の健診の受診率を上げるという目的があるということを理解しておいた方がいいでしょう．

　他にも一時的に健診率が上がる現象は，著名人ががんになった，あるいはがんで亡くなられたというニュースの後に起こります．例年，がんに罹患する方や亡くなる方の人数は，徐々に増減することはあっても，1年おきに大きく変化することはありません．それでも，わかりやすいニュースが入ると，そのことで頭がいっぱいになるというバイアスが働きます．このバイアスを「利用可能性ヒューリスティック」といいます．これは脳の中の記憶の引き出しの中で，すぐに取り出しやすい記憶を引っ張り出してくる傾向のことをさしています．

▶緊急 ACP（Advance Care Planning）

　C さんは，救急車で搬送されてきました．そして，腸管穿孔を起こしていて生命の危険がありました．本人は医師の説明を聞いて理解して冷静な意思決定できるような状況ではありませんでした．一緒についてきた妻がキーパーソンですので，妻に説明して，意思決定を促すことに違和感のある方はおられないと思います．また，病状から，腹腔内を洗浄して，人工肛門を造設するしか選択肢がないことも医療従事者であれば理解できることでしょう．

　ただし，このような緊急性のある場合でも，押さえておかないといけないポイントがあります．ACP の Advance が，Advanced でないことに注意してください．Advance は「前もって」や「事前に」という意味の形容詞ですので，ACP とは医療行為やケアを行う際に前もって医療者と患者・家族の間で取り決めるプロセス全般をさしています．ACP というと心肺停止時に蘇生行為を控える（do not attempt resuscitation）ことへの同意を思い浮かべる人も少なくないと思いますが，ほんの一部に過ぎません．

　ここで，緊急 ACP を進めるためのコミュ二ーケーショントレーニングとして Vital Talk[3]があります．この Vital Talk で使われているコミュニケーション・スキルには悪い知らせを伝えるための SPIKES 表2，感情を言語化する NURSE，治療のゴールを話し合う REMAP などがあります．

　救急車で搬送された C さんの妻に対する説明の際にも，説明が本人および妻で十分か，説明する場所はプライバシーが保たれている（Setup）か，キーパーソンである妻は，現状をどこまで理解しているか（Perception）などの配慮が必要です．そして，いかに緊急性があっても，本題を話していいかという断わりの一言を（Invitation）入れるか入れないかで，説明を聞く相手の準備がまったく違います．

　簡単にわかりやすく伝える（Knowledge）点では，専門用語をできるだけ用い

表2 SPIKES

Setup	・会話に備える（情報・場所・人）
Perception	・患者の理解を把握する
Invitation	・本題に入る前に患者の許可を得る
Knowledge	・簡単にわかりやすく伝える
Emotion	・患者の感情に対応する
Summarize	・話し合った内容をまとめ，今後の方針を説明する

JCOPY 498-02294

ず，平易な言葉でゆっくりとした口調で，相手の理解度を確認することが求められます．なかでも，多くの人が見落としがちなのは，後述します「音読みを訓読みで」説明することです．

順序が変わりますが，SPIKES の最後の「S」は，説明のまとめになります．全体の話が終わった後，まとめを行い，相手の理解度を確認して締めくくることが大切です．

1 つ戻って，SPIKES の「E」についてですが，救急外来での妻への説明，そして病棟での C さんへの説明においても，C さんや妻に対する感情への配慮（Emotion）が求められます．

この感情への配慮「E」について，具体的なスキルとして NURSE 表3 があります．

ストーリーで担当医から C さんへの説明をセリフで記しましたが，読んでみられていかがだったでしょうか？ なんとも冷たい印象を受けたのではないでしょうか？（実はこの文章自体も，理解や感情に対して配慮して書いています）．では，担当医はどのように説明すればよかったのでしょうか？ 答え合わせについては，他のポイントについても解説を加えたうえで，アナザーストーリーで詳しく話します．

3 つめのスキルとしてあげた REMAP 表4 については忘れがちですがなかでも特に重要視されている項目は「M（Map out important values）」と「A（Align with the patient & family）」にあるように患者の価値観に目を向けることです．

表3 NURSE

Name	・感情を言葉で表す
Understand	・理解を示す
Respect	・敬意を示す
Support	・支持を示す
Explore	・さらに掘り下げて聞く

表4 REMAP

Reframe the situation	・状況の変化を伝える
Expect emotion	・感情に対応する
Map out important values	・重要な価値観を掘り下げる
Align with the patient & family	・患者の価値観に基づいた治療の方向性を確認する
Plan treatments to uphold values	・具体的な治療法を立てる

とくに緊急性が高い局面では，医療者は「救命こそ正義」となりがちです．がん治療の意思決定支援をする場合にも，「生存期間」を指標として説明されていることがほとんどでしょう．しかし，がん患者はそれぞれに独立した人間であって，まったく違う個性を持っていて，まったく異なる生活をしています．病気の今後の見通しや治療の効果，有害事象などの数値を聞いただけで意思決定できると考えない方がいいでしょう．

　説明する側の心構えとして，目の前の患者さんはこれまでどんな生活を送ってきて，この病気のために犠牲になったことはなにか？ 今後も大切にしていきたいことはなにか？ という話し合いの中で，医療者が持っているエビデンス（医学的根拠）の数値を，患者の暮らしぶりにどうやって落とし込むか，ということが望まれます．

JCOPY 498-02294

3rd) アナザーストーリー「音読みでなく訓読みで」

担当医とCさんのセリフをもう一度，みてみましょう．

担当医「手術後にも説明しましたが，大腸がんで腸閉塞となり穿孔したので，緊急手術で人工肛門を造設しました．入院時に撮影したCTで，肝臓と両側の肺に多発転移がありますので，ステージⅣの状態です．抗がん剤治療が必要です」

Cさん「手術で，がんはとれていないんですか？ 人工肛門を作っただけですか？」

担当医「腹膜播種もあったうえに，腹腔内は穿孔性の腹膜炎でとてもじゃないですが手術ができるような状態ではありませんでした」

Cさん「もう一度，手術をしてがんをとることはできないのですか？」

担当医「さきほどもいいましたように，腹膜播種があり，さらには肺と肝臓に多発転移があるので，手術適応はありません．こういった場合，抗がん剤治療しかありません」

Cさん「それはもう手遅れということでしょうか？ ステージⅣって手遅れってことですよね？」

担当医の説明の中で，たくさんの医学用語が出てきているとともに，漢字の熟語が多いことにお気づきでしょうか？

これは読むための本ですので，漢字だけでできた音読みの熟語が並んでいても違和感なく理解できるかもしれませんが，音だけにしてみてみましょう．

担当医「しゅじゅつごにもせつめいしましたが，だいちょうがんでちょうへいそくとなりせんこうしたので，きんきゅうしゅじゅつでじんこうこうもんをぞうせつしました．にゅういんじにさつえいしたしーてぃーで，かんぞうとりょうそくのはいにたはつてんいがありますので，すてーじふぉーのじょうたいです．こうがんざいちりょうがひつようです．」

Cさん「手術で，がんはとれていないんですか？ 人工肛門を作っただけですか？」

担当医「ふくまくはしゅもあったうえに，ふくくうないはせんこうせいのふくまくえんでとてもじゃないがしゅじゅつができるようなじょうたいではありませんでした」

いかがでしょうか？ もちろん，ひらがなばかりで読みにくいのですが，このひらがなの羅列をきちんと文節で切って読むことができて，正しい漢字を書き取りできる人であれば，担当医の言おうとしていることは理解できるでしょう．しかし，すべての人がそこまでの教育レベルにあるとは限りません．よく「医学用語が多くて理解できない」という声を聞きますが，医学用語よりも，漢字の音読みだけで作られた熟語に問題があることの方が多いと私は思っています．ここで，Ｃさんと担当医のセリフの改善について答え合わせをしたいと思います．ただし，あくまでもこれまでに解説したことを踏まえての一例ですので，これだけが正解というわけではありません．

　Ｃさんが歩けるぐらいまでに回復したので，担当医より病状説明と今後の治療についての話がありました．担当医はベッドサイドではなく，病棟の面談室に受け持ち看護師と同席で説明することにしました．

　担当医「ずいぶんと歩けるようになりましたね．救急車で運ばれてきたときはとても心配しましたが，少しずつ良くなってこられてホッとしています」

　Ｃさん「運ばれてきたときのことはほとんど覚えていないんですよね．気がついたときには病院のベッドの上にいて，おなかに傷とコレ（人工肛門）が…」

　担当医「それは，辛い思いをしましたね．気が付いたら人工肛門になっていたと．かなりショックだったでしょうね」

　Ｃさん「ええ，ショックでした．この１週間，これからどうなるのかなって気になって，グルグルと考えが…」（しばらく，沈黙）

　担当医「覚えていないと仰ってましたので，手術の前と後に説明しましたことも含めて，Ｃさんの病気のことと今後の治療や見通しについて説明したいと思いますが，よろしいでしょうか？」

　Ｃさん「ええ．気になっているので，よろしくお願いします」

　担当医「あと，今日は急に説明することを決めたため，奥様をお呼びしていないのですが，別の日に，奥様もいっしょにお話をさせていただくこともできます」

　Ｃさん「とりあえず早く聞きたいので，今日は私だけで」

　担当医「残念ですが，Ｃさんのご病気は大腸がんです」

　Ｃさん「やはりそうですよね．そんなこと聞いたような気がしていましたし，コレ（人工肛門）にもなっているし」

　担当医「以前から，気になる症状はあったのですか？ 下痢や便秘，血便など」

　Ｃさん「そういわれると，半年ほど前から便秘や下痢を繰り返し，便に血が混じっていましたね．でも，飲みすぎかな？ って気にしていませんでした．まさか，

自分ががんになるなんて」

　担当医「そうですよね．まさかって思いますよね．詳しい病状の説明を続けてもいいでしょうか？」

　Cさん「はい，お願いします」

　担当医「Cさんの大腸がんは，かなり大きくて，大人の握りこぶしぐらいになっていて，腸が狭くなって，便が通らなくなっています．食べたものの行き場がなくなったので，腸がパンパンに張れて，とうとう穴が開いてしまったのです」

　Cさん「そうなんですね．ほったらかしにしていたからですかね？」

　担当医「たしかにそういうことになりますが，まさかそうとは思いませんものね．検査の結果，便がおなかに漏れ出してるようでしたので，すぐに手術をしないと命があぶなかったのです．そこで，おなかの中をよく洗って，便の逃げ道として人工肛門を作らせてもらいました」

　Cさん「ぼくはてっきり，手術でおなかの中の悪いものをとってもらえたのかと思っていました．これは，手術でとることはできないのでしょうか？」

　担当医「たしかに，がんと言われれば，手術でとってほしいと思いますよね．ただ，おなかの中に便がもれてすぐは，おなかの中がばい菌だらけになっているので，腸を切ってつなぐ手術をしても腸がつながらないので，しない方がいいのです．辛いですが」

　Cさん「そうなんでね．では，もう少し元気になったら，手術をしていただけるってことでしょうか？」

　担当医「（わずかに沈黙をしたのちに）残念ですが，入院の時のCTで，肝臓と両側（りょうがわ）の肺にたくさんの転移がありまして，おなかの中にもがんが細かくパラパラとばらまかれていますので，手術だけでがんをとることができないんです」

　Cさん「えっ….手術で，がんはとれていないんですか？　人工肛門を作っただけですか？　治らないということなのですか？」

　担当医「いえ，最近では大腸がんに対して，いろんな抗がん剤を使っていて，がんを小さくしてから，手術をする方法もあります．これから，どの抗がん剤がCさんのがんに合っているかを調べて，一番効くだろう治療を提案したいと思っています」

　少し，話は長くなりましたが，Cさんは自分の病状を理解しました．そして後日，担当医から妻に対しても説明が行われました．

　Cさんは，居酒屋の仕事に戻ることを目標に，小さい子どもたちや支えてくれ

る妻のためにもこの後の抗がん剤治療を受けようと意思決定しました.

···· *Take Home Message* ····
- 意思決定におけるバイアスを取り除く方法の1つにコミットメントを応用した「動機付け面接」があります.
- ACPを進めるためのコミュニ―ケーショントレーニングとして Vital Talk があります. Vital Talk で使われているコミュニケーション・スキルには悪い知らせを伝えるための SPIKES, 感情を言語化する NURSE, 治療のゴールを話し合う REMAP などがあります.
- 「音読み」の熟語を多用せず, 「訓読み」で話してみましょう.
- 患者さんがどんな生活を送ってきて, 病気のために犠牲になったことはなにか, 今後も大切にしていきたいことはなにかを聞いて医療者が持っているエビデンス（医学的根拠）の数値を, 患者の暮らしぶりに落とし込んでいきましょう.

【文献】

1）厚生労働省. 令和元年国民生活基礎調査.
2）厚生労働省. がん対策推進基本計画（第3期）.
3）伊藤　香, 大内　啓. 緊急 ACP　Vital Talk に学ぶ悪い知らせの伝え方, 大切なことの決め方. 東京: 医学書院; 2022.

JCOPY 498-02294

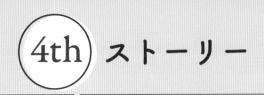

4th ストーリー

登場人物紹介

Dさんは，58歳，男性，会社役員．

妻（53歳）と長女（17歳），長男（15歳）と同居しています．

妻は，いわゆる専業主婦で，趣味のガーデニングがSNS上で好評で，その界
隈では「カリスマ主婦」と呼ばれています．

長女と長男はともに有名私立の中高一貫校に通学しています．

診療の経過

　およそ3年前にDさんは，他の医療機関で前立腺がんの診断で，ロボット補助
下腹腔鏡下前立腺全摘術を受けました．リンパ節転移を認めたため，放射線療法
およびホルモン療法を実施しました．

　治療後，数カ月で右大腿骨および第2，3腰椎に骨転移，頸部から鎖骨上リン
パ節への多発転移がわかりました．

　骨転移に対しては，ゾレドロン酸の点滴を4週に1回および緩和放射線照射を
開始して，ドセタキセル単剤による化学療法も開始しました．

　ドセタキセル療法3サイクル後の画像評価では，リンパ節転移のサイズが大き
くなって，数も増えて，どうやら効果がないようです．

　実は，Dさんの母親と母方の叔母はともに40歳代で乳がんになったようです．
お二人とも残念ながらお亡くなりになっているので，詳細はわかりません．

　担当医は，Dさんに対して，BRCA検査（遺伝性乳がん卵巣がん症候群，Step-
Up参照）を受けることを勧めました．担当医の考えとしては，もしBRCA検査
が陽性であれば，新たに保険適用となったPARP阻害薬であるオラパリブを使え
るため，できるだけ検査をしてほしいという思いで，医療機関が準備した説明文
と同意書を使って説明をしました．

　担当医がBRCA検査の説明をするのは今回が初めてでした．もちろん，製薬会
社の説明会や学会の講演で，BRCA遺伝子のことやオラパリブの作用機序や副作
用については一通り聞いてはいました．しかし，自分の勤めている施設の説明文
や同意書をじっくりと読んだことはありませんでした．

さて，泌尿器科外来は，手術日以外の日に予約制で行っています．いつもたくさんの患者さんが受診しています．予約患者の診察をしながらの外来は夕方になっても終わりません．しかも外来の合間には，透視室で行われる検査や病棟の処置にもいかねばなりません．

　そのようななかで，Dさんに対してBRCA検査の説明が担当医より行われました．

　Dさんの理解としては，BRCA遺伝子の有無を検査して，陽性であれば新しい薬剤を使うことができるというものでした．その同意書にはBRCA遺伝子に病的バリアントがあった場合に血縁のある方に情報提供をするかどうかについての質問もありましたが，あまり深く考えずに「はい」にチェックをしました．ここで『はい』にチェックしたことが，後々に，Dさんがモヤモヤすることにつながります．

　およそ2週間後，DさんのBRCA遺伝子に病的バリアントがあるという結果が出ました．

　この2週間，Dさんは持ち帰った説明書を読んで，さらにインターネットでBRCA遺伝子について調べました．どうやら，自分の子どもに影響があるかもしれない．しかし，子どもは二人とも未成年です．大人になってから話をすると言っても，がん治療の経過から考えて，二人が大人になるまでDさんは健康でいられるという保証はありません．そう思うと，Dさんは不安で仕方なくなりました．

　さて，外来診察の日が来ました．Dさんが診察室に入ると，担当医は疲れているようでしたが，Dさんの顔を見ると，少しだけ声を弾ませながら，「先日の検査結果で，新しい薬が使えるという結果が出ましたよ」と言いました．

　Dさんは，少し複雑な気持ちになりましたが，担当医はオラパリブが内服薬であることや副作用についてドンドンと説明を進めていきました．

　Dさんも，担当医の勢いに押されて，この薬が効けば，子どもたちにも説明できる余裕が生まれると前向きに気持ちを切り替えようとしますが，モヤモヤしたままで，オラパリブの投与を受ける同意書にサインをしました．

（「4thストーリーの続き」へとつづく）

JCOPY 498-02294

◤ 解説

▶遺伝子検査とがん治療

近年，がん治療に使用する薬剤の選択のために，摘出あるいは生検したがんの組織あるいは患者自身の血液を用いて遺伝子検査をする機会が増えてきました[1]．

特定の遺伝子にバリアント（かつては「変異」と呼んでいました）があると，特定のがんになりやすいことがわかってきて，その遺伝子をターゲットとした薬剤を選択すると，抗腫瘍効果が発揮されるとされています．

なかでも，BRCA遺伝子に病的バリアントがある方は，他の遺伝子のバリアントよりも比較的多く，女性であれば乳がんや卵巣がんなど，男性であれば前立腺がんなどになりやすいことがわかっています．また，主に病的バリアントがある方に対して，PARP阻害薬といわれる薬剤（オラパリブ，ニラパリブ）が効果を示すことがわかっており，日本でも保険適用が拡大されています．

BRCA遺伝子以外でも，マイクロサテライト不安定性（MSI）検査や遺伝子変異量（TMB）検査によって免疫チェックポイント阻害薬であるペムブロリズマブが使用できるかどうかを判断できるようになっています．しかし，MSI検査が陽性である場合には，Lynch症候群という大腸がんや子宮体がんになりやすい遺伝性腫瘍である可能性があります．また，TMB検査は，現在のところ次世代シークエンス（NGS）検査という，数百のがんになりやすい遺伝子のバリアントを一挙に検査する方法でのみ知りえますので，TMB検査の結果以外にたくさんの遺伝子バリアントの情報を知ってしまうことになります．そのなかには，血縁者に関係するものが含まれています．

Dさんが二人のお子さんにどうやって伝えたらいいのか？　という心配をしているのは，特別なことではなくなっていて，世界中のがん治療の現場で起こりうることなのです．

では，どのようにすれば良かったのでしょうか？　担当医は，BRCA遺伝子検査を行うときに，もしBRCA遺伝子に病的バリアントがあった場合に自分の施設ではどのような対応をするのかを確認しておく必要があり，その見通しについてDさんに説明して，理解してもらう必要がありました．例えば，施設内に臨床遺伝専門医と遺伝カウンセラーから構成される遺伝カウンセリングや遺伝相談といわれるような特殊外来があれば，紹介するなどです．

紹介のタイミングは施設によって定められていることでしょう．BRCA検査やMSI検査は多くのがん患者さんに実施されるので，検査自体の説明・同意は治療

を担当する医師が行わざるを得ないのですが，NGS 検査は検査前に遺伝カウンセリングを受けることが望ましいでしょう．とはいうものの，遺伝専門医や遺伝カウンセラーの人材は著しく不足しています．これらの資格を取るためには，大学病院などの特定の施設での修練が求められるため，遺伝子に関する検査の広がりのスピードに，人材育成が追いついていません．したがって，担当医には BRCA 検査，MSI 検査，NGS 検査のいずれの検査の説明・同意のときにも，必要最低限の知識と遺伝に関する説明や配慮が求められます．

▶セルフ・マネジメントの必要性（とくにタイム・マネジメント）

　このストーリーで出てくる担当医は，日々，多忙な勤務を続けています．おそらく担当医は，BRCA 遺伝子や HBOC に関する知識もあり，時間に余裕があればある程度の説明ができたと思います．

　医療者は，他人の健康を実現するために働いてます．このことに異論のある方はおられないでしょう．しかし，他人の健康を実現するために自分は犠牲になっても構わないというと，賛否両論があると思います．

　では，犠牲とはなんでしょうか？　私は，犠牲とは「自分の存在を毀損すること」と思っています．自分の存在を毀損しないことを前提に，他人の健康の実現にために働くのです．そもそも，自分の存在が毀損されてしまっては，他人のために働くことなどできません．もっと簡単に言い換えると，自分という道具が壊れて使えない状態で，仕事はできないということです．

　このように自分自身や組織を健全にマネジメントすることは，顧客である患者の健康を実現するために必須であることがご理解いただけると思います．では，自分の存在を毀損しないようにすることや自分自身や組織を健全にマネジメントするには，具体的にどのようにすればいいのでしょうか？

　この本で，自身や組織のマネジメントのすべてを語りつくすことはできませんが，担当医が D さんに十分な説明をすることができなかった一番の原因であり，そして，マネジメントの基本の中の基本とされるタイム・マネジメントについて言及します．

　ご存じの方もおられるかもしれませんが，良い仕事をするために，まず時間を管理することの重要性を説いたのは，P. F. ドラッカーです[2]．時間は誰にとっても平等で，減る一方で増加しません．

　このストーリーの担当医は明らかに時間が欠乏しており，その結果，D さんに満足な説明ができていません．意思決定支援において，十分な時間をとることは必要最低条件とも言えます．ドラッカーは著書の中で，人のために時間を数分使

うことは非生産的で，何かを伝えたいのであればまとまった時間（具体的には1時間としています）が必要で，さらに人間関係を築くためには，さらに多くの時間を要するとしています．ここで，そんな時間をどうやって生み出すのだ？ という声が聴こえてきそうです．

ドラッカーはまず，自らの時間の使い方を記録して，無駄な仕事を省略し，他人に任せられることは任せ（アウトソーシング），仕事の順序を入れ替えて，時間をまとめることを勧めています．少なくとも半年に1回はこの作業をして，散らかってしまいがちな「時間の使い方」の整理整頓に充てることが重要だそうです．

医療従事者の時間管理は，高度な判断が求められます．顧客である患者がどの程度の時間を要求するかは患者ごとに大きく異なり，時間が読めません．にもかかわらず，がん患者の意思決定支援において重要とされる話し合いの場は，診断および初回治療開始時，再発時，治療が困難になったとき，終末期に加えて，このストーリーにあるような遺伝子検査の前後というポイントが追加されて，より時間管理が困難になっています．だからこそ，普段の時間管理を怠らず，自由に使える時間をまとめておくことが必要であると考えています．

Step-Up 遺伝性乳がん卵巣がん症候群（HBOC）

遺伝性乳がん卵巣がん症候群（hereditary breast and ovarian cancer; HBOC）は，BRCA1 あるいは BRCA2 の生殖細胞系列病的バリアントに起因する乳がん，卵巣がん，前立腺がん，膵がんなどの関連がんの易罹患性腫瘍症候群を指します．この一文だけを読むと，なんのこと？ とおしかりを受けることでしょう．順を追って説明させていただきます．

ここでいうバリアントとは，遺伝子の標準塩基配列と比較したときの塩基配列や構造の違いのことをいい，バリアントのなかには，病的意義があるものと病的意義のないもの，まだよくわかっていないもの（VUS）があります．

ヒトの細胞には，DNA という設計図があるという話は中学校の理科の授業で習った記憶はあるでしょうか？ 近年，この設計図の詳細が明らかになりました．それが「標準的塩基配列」と呼ばれるものです．バリアントとは，その設計図にミスがあるということになります．そして，そのミスが病気につながるものを病的バリアントといいます．

ここまでの説明で，最初の一文を簡単に書き換えてみますと，HBOC とは，ヒトの細胞の設計図の中の BRCA1 と BRCA2 という2つの場所（遺伝子）に，乳がんや卵巣がんなどになりやすくなるようなミスがあるということになります．少しはわかりやすくなったでしょうか？

ここで，最初の一文に戻ると，「生殖細胞系列ってなんなの？」という疑問がわくでしょう．がん患者さんの遺伝子検査を実施する場合には，患者さんの体の中にできたがん細胞の設計図のミス（体細胞系列）なのか，がん細胞だけでなく患者さんの体にあるすべての細胞のなかにある設計図のミス（生殖細胞系列）なのかで，遺伝カウンセリングを必要とするかどうかが大きく変わります．

　がん細胞だけに設計図のミスがあり，他の細胞にはミスがなければ，遺伝することを心配する必要はありません．

　がん治療のために BRCA 遺伝子に関する検査を行った場合に，患者さんの血液を用いて行った検査であれば生殖細胞系列のバリアント（gBRCA）を見たことになり，摘出あるいは生検した腫瘍組織を用いて行った検査であれば体細胞系列のバリアント（tBRCA）を見たことになります．tBRCA に病的バリアントが判明したからと言って，gBRCA に病的バリアントがあるとは限りません．

　さて，gBRCA に病的バリアントが判明した方はどうすればいいのでしょうか？ ここで詳細を説明することは控えますが，本文中にあるような遺伝カウンセリングや遺伝相談を受けることになります．そして，ご本人にはリスク低減手術（がんが発生してくる年齢前に卵巣や乳房を摘出する）やサーベイランス（細かく計画的に検査を行い，早期発見・早期治療を実現する）を提案することがあります．さらに，兄弟姉妹や子どもは，同じ病的バリアントをもっている可能性があります．そのことをどのタイミングで彼らに伝えて，その人が病的バリアントをもっているかどうかの検査を行うかどうかの意思決定は一人では難しいと思います．遺伝カウンセリングでは，このような複雑な説明と意志決定支援を行うことになります．最後に，検査を勧める場合に念頭に置いておく方がいい大切なことを記しておきます．患者さんは検査結果を知る権利もありますが，一方で，知らずに済ませたいと思う権利もあります．良かれと思って，一方的に検査を進めていくようなことがないように配慮したいものです．

JCOPY 498-02294

　Dさんは，担当医からオラパリブの効果や有害事象について説明を受けて，治療の同意書にサインをした後，担当医から薬剤師の話を聞いて帰るように指示されました.

　検査結果を待っている2週間ほど，インターネットでHBOCやBRCA遺伝子について調べてたくさんの情報を得ましたが，どれも断片的で，Dさん自身がどうしたらいいのかわかりませんでした．治療のことは納得できましたが，自分の病気が子どもたちに遺伝する可能性があると考えると心配で，自分の治療に集中できそうにありません．Dさんの妻は，Dさんの闘病に対して，そこまでよく理解しているわけではありませんでした．Dさん自身がいわゆる仕事人間であり，育児や家事は妻にまかせっきりでした．男は経済的に家族を支えるものだと考えてきました．そして，子どもたちが成長して，妻にもある程度の余裕ができて，趣味を通してブロガーとして世間に認知されるようになっているのは，Dさんが経済的に支えてきたからだと割り切って考えるようになっていました．妻に対してDさんのがんのことは軽く伝えていたものの，安心させるように言葉を選んでいました．それでもこれまでは，治療も比較的順調に進んでいたので困ることはなく，わざわざ妻の同席で担当医の話を聞く機会もありませんでした．しかし，子どもたちにかかわることともなると妻にも相談しないわけにはいきません．そして自身の病状についてももっと詳しく話さないといけません.

　外来の受付ブースの横にふと目をやると，「がん相談」のポスターが貼ってあるのに気づきました．以前から貼っていたものでしょうが，気にも留めていませんでした．これまで，誰かに相談するという考えがなく，自分のことは自分で決めるべきだと信じて生きてきました．ポスターに気づいたのは，Dさんのなかで誰かに相談したいという関心が芽生えてきたからかもしれません．ポスターにはがんについて困っていることがあればなんでも相談できるので，病院の中にある「がん相談支援センター」を訪ねてきてほしいと書いてありました.

　Dさんは，これは何かの啓示であると感じました．薬剤師からオラパリブについて説明を受けているときも，ポスターのことがよぎりました．どうも浮かない目をしているDさんに対して，薬剤師は「心配なことがあったらなんでも言ってくださいね」と優しく声をかけました．Dさんは「薬に関係のないことなので…」と小さな声で答えました．薬剤師が「私にわかることなら答えますよ」というと，Dさんは遺伝子検査の結果を子どもたちにどう伝えようか悩んでいることを打ち

明けました．すると薬剤師からも「がん相談」を受けてみてはと勧められました．薬剤の説明が終わると，すぐさまがん相談支援センターに向かいました．

　がん相談支援センターに行くと，相談員であるがん専門看護師が対応してくれました．

　Dさんは率直に遺伝子変異の診断結果を妻や子どもたちにどう伝えるべきか悩んでいると言いました．相談員からは，相談に時間を要する話なので日時を予約して可能であれば妻も同席してもらえるかという返答をされました．

　後日，Dさんと妻は予約した時間にがん相談支援センターを訪れました．Dさんの妻もこれまでDさんの病気のことを詳しく聞いてこなかったので，今回，Dさんから一緒に来てほしいと言われたのでのっぴきならない事態になっているのではないかと心配でした．

　相談員は事前に担当医から現在の病状を聞いていて，どの程度，説明されているかを調べてくれていました．

　まずは，Dさん自身の病気や治療への理解を確認しながら，妻にも理解できるように相談員から補足して話をしました．そして，本題であるBRCA遺伝子変異やHBOCに関する説明が始まりました．ただ，詳しい話は遺伝専門医や遺伝カウンセラーがいる遺伝外来/カウンセリングを受ける必要があるようです．ひとまず，子どもたちにいつ，どのように伝えるかについては，今すぐに意思決定する必要はなく，妻とも相談しながら決めていけばいいことだけはわかりました．何よりもこれまで，Dさん自身の病気のことを妻に伝えてこなかったことや，家のことを妻に任せきりにしていて子どもたちのことを一緒に考えることがなかったことに気づいて，Dさんは気持ちが楽になったような気がしました．妻も遺伝子検査の結果が子どもたちに影響すると聞いて，はじめは心配になりましたが，継続的に相談支援を受けられることと，夫であるDさんが子どものことを真剣に考えてくれていることがわかって少しホッとしました．思い返せば子どものことについてまともに向き合ったことがなかったような気がしました．

■ 解説

▶がん相談支援センター（「がん情報サービス」HP[3]より抜粋）

　「がん相談支援センター」とは，全国の「がん診療連携拠点病院」や「小児がん拠点病院」「地域がん診療病院」に設置されている，がんに関する相談窓口です．

　施設によって「医療相談室」「地域医療連携室」「患者サポートセンター」など

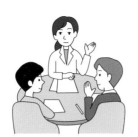

- 治療のこと
- 希少がんのこと
- 療養生活,
  制度やサービス
- 今の気持ち,
  不安や心配など

- 家族とのかかわり
- 医療者とのかかわり
- AYA 世代（15 歳〜30 歳代）
  のがんのこと
- 妊孕性,
  性に関すること

図1 「がん相談」で相談できること（例）

の名称が併記されていることもあります．「がん相談支援センター」では，がんについて詳しい看護師や，生活全般の相談ができるソーシャルワーカーなどが，相談員として対応しています．

　なお，国が指定した研修を修了した相談員は，「がん相談支援センター」のロゴをかたどったバッジを着けています．

　「がん相談支援センター」は，患者さんだけでなく，ご家族や，その病院に通っていない地域の方々など，どなたでも無料・匿名で利用でき，主に面談または電話で相談することができます．

　「がん相談支援センター」では，診断や治療の状況にかかわらず，どんなタイミングでもがんに関するさまざまなことを相談することができます．がんの疑いがあると言われたとき，診断から治療，その後の療養生活，さらには社会復帰と，生活全般にわたって疑問や不安を感じたときは，一人で悩まず，お気軽に「がん相談支援センター」にご相談ください．

　また，特別に相談はなくても今の気持ちを話したい，何を相談してよいのかわからない，といったときにもご利用ください．ご希望に合わせて，お話を聞いたり，状況を整理したり，情報を集めるためのお手伝いをします．

▶担当医にできること（戦略的ニヒリズム）

　私は，がん患者さんや家族の抱える問題のすべてを担当医が対応して解決しなさいというつもりでこの本を書いているのではありません．私がこれまでに目にしてきた意思決定支援にまつわる書籍や研修会，講演会などはおしなべて「担当医は病気だけを診るのではなく，人間としてみるべきだ」というふうで説教的だと感じています．もちろん病気だけを診ずに全人的にとらえるべきであるという

4th
ストーリー

考え方は理想的です．しかし，がん治療医には時間の制約があります．ストーリーに書きました薬剤師が説明したこと，がん相談員が相談を受けたことのすべてを担当医が請け負うことは無理があります．

　ここで，私は戦略ニヒリズムの考え方をお勧めしたいと思います．がん治療医の多くは患者を病気としてのみとらえて治療するのが理想的だなどと考えていないと私は信じています．全人的がん治療が理想的だとわかりつつも，日常の忙しさのあまりに「絶対に無理」とあきらめてしまっています．戦略的ニヒリズムとは持っている理想をわざと棚に上げるという考え方です．4thストーリーの解説で記述したタイム・マネジメントにも通じる考え方になるのですが，私たちは自分自身や誰かが作り上げた理想像を追い求めてそれを完璧に達成するために，費やす時間や労力を無視した計画を立てて実行しようとします．しかし，前述のように時間は有限であり，そして私たち一人一人の能力や体力にも限界があります．ここに「理想像」と「資源の有限性」の間にジレンマが発生してしまいます．結果としてふたを開けてしまえば，できていないことが多すぎて不具合が生じることとになります．

　「理想」を「完璧に」達成することを戦略的に棚に上げたうえで，時間や労力について分配できる資源を効率的に割り振ることで，結果として理想により近づけていこうというのが「戦略的ニヒリズム」なのです．

　Dさんに担当医ができたことを振り返れば，薬剤師が言った「心配なことがあったらなんでも言ってくださいね」という言葉かけです．この言葉かけ自体は実践している担当医はおられると思います．しかし，もしこのストーリーの担当医のように，多忙を極めているうえに治療法の説明で頭がいっぱいの医師が習慣的に発している言葉だとしたらどうなるでしょうか？「今は，治療に関することだけを質問してください」と即答してしまうのではないでしょうか？患者の心配事を聞く姿勢は大事ですが，心配事が自分の手に負えないものであるとき備えなしに「心配なことがあったらなんでも言ってくださいね」と声かけするのは無謀かもしれません．

　このようなときに，タイム・マネジメントの項でお話したアウトソーシングが有効に働きます．この国では1つの仕事を一人でやり切ることを美徳とする節がありますが，年々，複雑化する医療や患者・家族のもつ多様なライフスタイル・価値観に担当医が一人で対応するのは不可能です．自分のもつ時間や能力を超えるもの，自分が率先してやりたいと思えないものについては，それが得意な人や強い関心をもって意欲的にやってくれる人にお任せする方がより理想的な仕事が実行できると思いませんか．

…… *Take Home Message* ……………………………………………

- 良い仕事をするためにはまず時間を管理することが重要です.
- 遺伝性乳がん卵巣がん症候群 (hereditary breast and ovarian cancer; HBOC) は，BRCA1 あるいは BRCA2 の生殖細胞系列病的バリアントに起因する乳がん，卵巣がん，前立腺がん，膵がんなどの関連がんの易罹患性腫瘍症候群を指します.
- BRCA 検査や MSI 検査の陽性例の方，そして NGS（次世代シーケンス）検査は検査前に遺伝カウンセリングを受けることが望ましいです.
- 全国の「がん診療連携拠点病院」や「小児がん拠点病院」「地域がん診療病院」には，がんに関する相談窓口として「がん相談支援センター」が設置されています.
- 人のもつ時間や能力という資源は有限です．自分という資源の限界を超えるものはアウトソーシングするという「戦略的ニヒリズム」を持つことで，より理想に近づける備えを持ちましょう.

【文献】

1) 日本遺伝性乳癌卵巣癌総合診療制度機構，編．遺伝性乳癌卵巣癌（HBOC）診療ガイドライン 2021 年度版．東京: 金原出版; 2021.
2) P. F. ドラッカー，著．上田惇生，編訳．プロフェッショナルの条件．東京: ダイアモンド社; 2000.
3) がん情報サービス．https://ganjoho.jp/public/institution/consultation/cisc/cisc.html

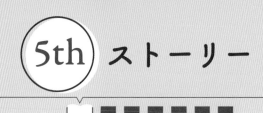

登場人物紹介

Eさん; 78歳, 男性, 無職, 地方の市営団地の7階で独居. 妻とは死別しています.

長男; 48歳, 東京在住. 会社員. 妻と子ども2人と暮らしています.

次男; 45歳, 東京在住. 会社員. 妻と子ども1人と暮らしています.

Eさんにとって長男と次男は自慢の息子たちです. それぞれ東京にある有名大学に進学し大手企業に勤務しています. Eさんは妻に先立たれましたが, 息子たちの仕事や生活を邪魔してはいけないという強い思いをもっており, 地方都市で独り暮らしをしています. 食事や洗濯などの家事もEさん一人分であればなんとかできていました. 長男も次男も数カ月に1回は電話で連絡をくれていました. 孫の顔をみたいと思う一方で, もてなすのは難しいので帰省してくるのは断ってきました. 最近はスマートフォンで顔をみて話せるのでそれで我慢しています.

診療の経過

Eさんは, 現在, 東京から3時間あまりかかる地方の医療機関に入院しています.

3カ月前に発熱と上腹部痛を主訴に自宅近くの総合病院を受診しました. 半年ほど前から食欲不振や体重減少があったものの年齢のせいではないかと気にしていませんでした. 精査の結果, 膵臓がんと診断されました. すでに傍大動脈リンパ節が複数, 腫大しており, 少量の腹水があって腹膜播種が疑われているため, 進行期はIV期と診断されています.

担当医から本人に診断結果が伝えられました. 進行期より手術適応はなく, 治療をするとなると抗がん剤治療になることが伝えられました. 本人は, 年齢や二人の子どもが立派に育っていることや2年前に妻に先立たれ, 思い残すことはないという発言もみられ, 治療を受けることをためらっているようでした. Eさん単独での意思決定は難しいと判断した担当医から, 家族も同席してもう一度説明を聞いてもらってから家族と相談して決めませんかという提案がされました.

数日後, 長男と次男がそろってやってきました.

担当医から本人とともに二人に対して同じような説明をしたところ, 二人はともに治療を受けるように E さんを説得しました. E さんは, 先日, 膵臓がんⅣ期と告知されたときは, もう思い残すことはないと考えていましたが, 子どもたちから「長生きしてほしい」と言われたことがうれしく, 治療を受ける方向に気持ちが傾きました.

担当医は, E さんが高齢であり, 食欲低下や体重減少も認められることからゲムシタビン単剤療法を提案しました. E さんと二人の子どもは同意書に署名をしました.

数日後, E さんに対してゲムシタビンの投与が始まりました. ゲムシタビンの投与は外来化学療法室で行われ, E さんは自宅から通院で治療を受けることになりました. 担当医からの説明で, 自覚される副作用は少ないと E さんは理解していました.

しかし, ゲムシタビンが投与されて 1 週間が過ぎたぐらいから全身倦怠があり何をしても疲れる感じがして, さらに食事が喉を通らなくなってきました.

意識が遠くなりそうになったので, 救急車を呼びました. そこまでは覚えていますが, そのあと気がついたらベッドの上でした.

担当医からはゲムシタビンの副作用かもしれないが, 膵臓がんの進行が予想以上に速いせいもあるかもしれないと説明されました.

入院して 3 日ほどはなかなか食事もできず, 点滴に頼りきりでしたが, やっと口当たりの良いものを摂取できるようになってきたころ, ちょうど長男と次男が面会にやってきました. 入院後の検査で, 腹水がわずかに増えており, 腸の動きも悪いようだとわかりました. しかし, ゲムシタビンの効果が出ているかどうかの判断は現時点ではまだ難しそうです. E さんはなんとか食べられるように回復したのですが, もう, 抗がん剤は懲り懲りだと思うようになりました. 長男と次男に対して, 「長生きしてほしいという気持ちはうれしいが, このまま抗がん剤を続けると, 余計に弱ってしまうので, 残された時間を家で自分らしく過ごしたい」という希望を伝えました. E さんの息子たちは E さんの抗がん剤治療を受けたくないという思いを尊重することにしましたが, 食べられるようになったとはいえ, まだ十分な回復をしていない E さんを一人で家に帰すことが心配で仕方がありません. しかし, 二人とも自宅および職場は東京にあります. 今回の面会も職場に無理をお願いして, なんとか時間を作りましたが, すぐに東京に帰らないといけません. そのため, E さんが自宅で過ごすことには強く反対しました. E さんも息子たちが東京で活躍していることを誇らしく思っており, 彼らの仕事や生活を

自分のせいで邪魔することは本意ではありませんでした.

　さらに, 担当医からEさんが治療をやめると決めたなら入院を続けることはできないと説明した結果, Eさんは緩和ケア病棟のある近くの医療機関に転院することに決まりました.

（「5th アナザーストーリー」へとつづく）

解説

▶医療者が持つ責務と家族が持つ責務の違い

　このストーリーのように, 家族の意向が本人の意思決定に強く影響を与えて, ときに本人にとって良くない結果になることを医療従事者はしばしば経験していることでしょう. 家族が医療従事者の期待するような望ましいふるまいをしてくれないのはどうしてなのだろうと悩むことも多いと思います. そこには, これまでお話ししてきたようなバイアスの存在よりも前に, 医療従事者と家族の間には決定的な違いがあることを理解しておいた方がいいでしょう.

　米国の政治哲学者であるマイケル・サンデルは, 道徳責任を次の3つのカテゴリーに分類しています **表1**[1].

　自然的責務とは人間が理性をもつ存在として当然, 他人に対してもつべき責務とされています. 例として, 敬意をもって人に接することや残虐な行為をしないなどがあげられており, あらかじめ合意を必要としない責務であるとされています.

　つぎに自発的責務とは個別に同意したときにのみ発生する責務であるとされています. 医療従事者が道で倒れた人に対して, 救命活動をするなどという特殊なケースを除き, 少なくともがんの診断をして治療方針について説明を行う計画的な医療行為を行う場合においては, 患者やその家族の同意が必要とされるので, この自発的責務に当たると言えます. しかし, この枠組みですべての医療行為が自発的責務にすぎないとしてしまうことは, 結果として医療従事者が患者の健康

表1 人間の持つ3つの責務

自然的責務	普遍的	合意を必要としない	
自発的責務	個別的	合意を必要とする	「説明と同意」
連帯の責務	個別的	合意を必要としない	

や幸福を気にかけるべきかどうかは，そうすることに同意したかによって決まるという話につながってしまいます．これには多くの読者が違和感を持つのではないでしょうか？ 医療従事者のなかには，患者やその家族の同意にかかわらずその患者やその家族の健康や幸福を願って力を尽くそうとする人は少なくないと思います．また，患者やその家族の立場から考えれば，自分たちにかかわっている医療従事者が契約した仕事のみを請け負うというようなクールなビジネスマンだと考えたくもないことでしょう．

　かつて，医師と患者の関係は医師がその専門性によって極端に優位に立っているため，「だまって俺についてこい」というパターナリズム（父権主義）に陥っておりました．しかし，医療従事者による独善的な医療行為や臨床試験が実施される事件が散見され，医療による被害を受ける人々が出てきました．そこで患者の権利を守るにはインフォームド・コンセント（説明と同意）が必要であるとされるようになり，それから30年以上になります．すでにわが国でもインフォームド・コンセントが定着しており，患者やその家族は検査や治療を受ける際には説明書や画像・動画を用いてたくさんの説明を受けて，同意書に署名をしないと医療行為を受けることができません．説明と同意は基本的で大切なことですが，医療に契約の考え方が浸透しすぎたことで前述の「医療行為は自発的責務にすぎない」という極端な考え方を一部の医療従事者が持つようになったのかもしれません．

　サンデルは3つ目の責務として連帯あるいは成員の責務というカテゴリーがあることを唱えて，自発的責務という契約論では説明できない責務の存在を明らかにしました．ある一人の人間をきわめて個人的な存在としてのみとらえるのではなく，ある家族，ある国家，ある民族，ある組織の一員であり，歴史の担い手であるととらえると，その人間が生きる物語の中で負わざるを得ない責務というものがあり，それを「連帯の責務」と称したのです．

　サンデルは「連帯の責務」の一例として，目の前で自分の子どもと他人の子どもがおぼれているのを見て，どちらか一方しか助ける猶予がない場合に自分の子どもを選んだ人を責めることができるだろうかと問うています．親子の場合，「連帯の責務」の根源が子どものときに親に世話になったから受けた利益を返すべきという理屈もありますが，親が子どもに世話をした質や量によって子どもが親の介護をする程度を決めるということはないでしょう．私には，医療従事者がこの「連帯の責務」についての考えがないままインフォームド・コンセント時代に突入してしまって迷子になってしまっているように思えてなりません．

　医療従事者が日々，対面している患者やその家族の間には明確に「連帯の責務」

が存在しています．「連帯の責務」は個別の歴史や所属するコミュニティによって異なり，合意を必要としないものです．合意していないだけでなく，ときにはコミュニティ内のほかの構成員からの視線，暗黙のルールに縛られているかもしれません．一人の家族が背負っているもの，その人が背負わされていると感じているものを簡単に明らかにはできません．わかっておかないといけないことは家族には家族の背負っているものがあり，それは他人である医療従事者からははかりえないものであるということです．

　まず，このストーリーを医療従事者の立場で読み解きます．Ｅさんががん治療を受けるには高齢であることと本人が積極的な治療を望んでいないにもかかわらず，遠方に住む二人の息子が積極的治療を受けるように説得しました．説得の結果，Ｅさんは治療を受けたものの案の定，副作用なのか病気の進行なのかは不明ですが1回で治療ができない状況になりました．積極的治療をするように説得するほどの親思いの息子たちだから，きっとＥさんが自宅でこれまで通り自分らしい暮らしをすることに協力してくれるはずだと期待していたら，驚くほどあっさりと転院に同意しました．医療従事者としては釈然としません．

　一方で，家族の側から考えてみます．親ががんになったと聞かされます．そして，高齢とはいえ治療法には抗がん剤があると説明を受けます．本人は前向きではないが子どもの立場からすると親に1日でも長生きしてほしいと思うものです．だから，治療を受けるように説得しました．治療を受けるのはＥさんであり，治療行為を実施するのは医療従事者です．自分たちは意思決定をするだけです．しかし，Ｅさんの二人の息子は子どもとして親の長生きを願うという「連帯の責務」を十分に果たせているのです．その後の経過が悪かったことは不運だったと受け止めます．Ｅさんが自宅で過ごせるようにするかは，また別の「連帯の責務」が発生します．まず，二人の息子の家は遠方にあり家庭や職場に対しての責務を果たさねばなりません．しかし，その責務を果たそうと思ってもＥさんの面倒を見ることはできません．今の病状のＥさんを一人で家に帰すのは危険なことなので家族としては選択できないという結論になっても不思議ではありません．

▶人がそうするには理由がある〜肯定ファーストの姿勢

　さて，このストーリーを読んだみなさんと「もっとこうしたらどうだろう」という改善点について考えていきましょう．あくまでも私の考える改善点であり，唯一の正解というわけではありません．ここではまず，小見出しに書きましたように「人にはそうする理由がある」というフレーズを覚えておいてください．当

たり前のように感じるフレーズですが，常にみなさんの頭のなかで先頭に並べておくことは難しいことなのです．もし，このフレーズに似たようなものを常に思い浮かべているよと思う人がいたとしても，その人が思い浮かべている「人にはそうする理由」は自分で勝手に想像したものがほとんどです．あの人はきっとこういう理由でああしているに違いないという思い込みが多いのです．そういう姿勢では「人にはそうする理由がある」というフレーズの本当の意味をくみ取れていません．

その人がそうする理由はその人にしかわかりません．だから，理由を知りたければ，自分で勝手に想像するのをやめて，まっさらな気持ちでその人に聞くしかありません．

では，質問すれば簡単に答えてくれるものでしょうか？ そんなに簡単な話ではありません．みなさんの日常的な会話を思い浮かべてください．同僚や友人，家族から「どうして，そうするのですか？」「なぜ？」と質問されたときのことを想像してみてください．人は理由を聞かれると必ずと言っていいほど身構えてしまいます．ある行為についての理由や意図を質問されるということは，その行為が間違っていることを説教しようとしているに違いないと勝手に思い込んでしまうのです．そして，残念なことにたいていの場合，それは思い込みではありません．その証拠に，「なぜ？」に対してのんきに理由を説明し始めたら，「言い訳はするな！」と叱られた経験は無数にあるでしょう．英語でも「Why not?」は否定的なニュアンスで使われることが多いでしょうから，日本に限ったことでなく，ある行為の理由を尋ねることはその行為を否定していることと受け止めざるをえないのです．ですから，このストーリーに改善点を見つける出発点となるような家族がそう考える本当の理由を尋ねたい場合には，相当な配慮が必要になります．

本当のことを話してもらうためには，相手から「私の目の前にいるこの医療従事者は，私の考えていることやしていることを否定せずに受け止めてくれる」という信頼を得る必要があります．そういう信頼は長い時間をかけて得るものなんじゃないのという声が聴こえてきそうですが，必ずしもそうではありません．意外に第一印象で決まってしまうこともあります．そして，築いた信頼が崩れるのもたった1回の否定によることが多いのです．

そこで「肯定ファースト」の姿勢を行動原理として叩き込む必要があります．「肯定ファースト」とは，私が学んでいるエッセンシャル・マネジメント・スクール（EMS）のクレド（ラテン語で志・信条・約束という意味で企業や組織の構成員が心がける信条や行動指針のこと）で最も大切にされている行動指針の1つです（以下，https://www.essential-management.jp/ems%E6%9C%AC%E8%B3%AA

すべての人間は肯定されたいと望んでいます.

そのため否定されると嫌な人だと思います. 肯定してくれる人をいい人だと思います.

安心安全の場だからこそ自分の弱さすら自己開示できるようになり,

それをメンバーのみなさんに受け止めてもらうことで, 今後の人生に活かしていけるようになるのです.

「安全第一」と「肯定ファースト」を大切にしていきましょう.

　前述のように, いきなり理由を聞くのは「否定された」と受けとられます. それ以外にも相手の言葉をさえぎって自分の言いたいことを言うことや, 発言の冒頭にかならず「でも」とつけて話始める癖なども同様で, 相手は嫌な思いになって心を閉じてしまいます.

　最近はソーシャル・ネットワーク・システム（SNS）上での誹謗中傷が問題になっていますが, 人間はどうしても他人の弱いところをみつけて, ツッコミを入れることに快感を覚える習性があるようです. SNSでひとことつぶやいたことや実際の言動で, 自分自身のアカウントに対して見知らぬたくさんの人から否定的なツッコミを入れられることを想像してみてください. もう何も言いたくもしたくもなくなるのではないでしょうか？

　患者だけでなく家族も弱さを抱えています. そして, これは実際の患者さんたちの言葉として伺ったことですが, 患者さんは家族に弱いところを見せたくないし, 家族も同様だそうです. 患者は家族の前とそうでないところで言うことが違います. 家族も患者の目の前と, 患者のいないときでは話すことが異なるのです.

　このストーリーにおいてEさんは息子たちに心配や迷惑をかけたくないという思いが強いことでしょう. 息子たちにも遠方に住む家族や職場の同僚などへの思いがあり, Eさんを支えたいという思いに反する「弱み」ととらえることができます. もう少し説明を加えますと, 息子たちの心のなかには, Eさんを支えたいという思いと, 遠方に住む家族や職場の同僚への思いやりという, アクセルとブレーキのように相反する関心として併存しています（Step-Up 「関心相関性と表の関心・裏の関心」参照）. Eさんを支えたいという関心に基づいて行動しようとアクセルを踏みたくても, 同時に家族や同僚への思いというブレーキを踏んでしまいます. 医療従事者側から家族としてEさんを支えましょうと言葉をかけられると, 遠方に住む家族や職場の存在が「弱み」として浮上して, ジレンマを強く

感じることになります．かたや，Ｅさんには息子たちの前では気丈にふるまって心配をかけたくないという思いがありますが，Ｅさん自身の命にかかわることでありこれからのことを思うと不安で仕方ないはずです．本当に治療しなくてもいいのだろうか？ 治療をしなければどうなってしまうのだろう？ 家族から治療を受けてほしいと言われたら治療を受ける方が心配をかけずに済むのではないか？と様々な思いが去来することでしょう．

それぞれの抱える「弱み」を知ることは，それぞれの望みをかなえる意思決定支援をする上できわめて重要なポイントなります．もし，このストーリーの冒頭部分でＥさんやその家族と胸襟を開くようなコミュニケーションが取れたとしたら，展開は随分と変わったかもしれません．

私ならば，診断当初のＥさんの思い，積極的治療をしたくないという思いをまず肯定したうえで，その理由を丁寧に聞き出そうとするでしょう．そして，二人の息子さんと面談するときには，まず息子さんたちの「長生きしてほしい」という思いも肯定します．そのうえで，Ｅさんから伺った話をさせていただきます．

Step-Up 「関心相関性と表の関心・裏の関心」

ここでＥさんの家族がもつ相反する関心を紐解くにあたり，エッセンシャル・マネジメント・スクール代表である西條剛央による「裏の関心」のマネジメント[2]について記述します．

人間には，他人からもわかりやすく自分自身でも意識している「表の関心」と普段は自分ですら意識できていない「裏の関心」があります．「表の関心」と「裏の関心」が自己のなかで相反する信念として対立している場合には意思決定のブレーキとアクセルの関係となります．たとえば，「痩せたい」という関心と「甘いものを食べたい」という関心のようなまったく相反する関心が同じ人間のなかに併存することがあるように．ただし，ここで例として出した「痩せたい」と「甘いものを食べたい」はともに目に見える関心なので「裏の関心」の例としては適切ではありません．「裏の関心」とは自分でも気づいていない目に見えない関心なので厄介な存在です．小さいときからの数々の体験や肉親から諭し続けられたことなどは，知らず知らずの間に人の思考に根付いているものです．

さて，この「表の関心・裏の関心」の考え方はもともと，「なぜ人や組織は変われないのか」（ロバート・ギーガン著）[3]に記されている"免疫マップ"という考え方を西條が提唱している本質行動学にある関心相関性という原理で基礎づけることでより人間の意思決定や行動変容に用いやすい理論にしたものです．

そこでまず本質行動学における関心相関性および価値の原理について簡単に紹

介させていただきます．私が日常に「価値がある」という判断をする場合にそれは誰にとっても普遍的なものと信じているところがありますが実際はそうではありません．誰かにとって価値のあるモノであっても他の人にとってはまったく価値のないモノとなることは珍しいことではないのです．また一人の人にとっても今現在は価値があるとしても，100年後，50年後，いや場合によっては数年後や1年後，1カ月後ですら価値が維持されているとは限りません[4]．とはいうものの，すべての価値は諸行無常に変化するものであると言ってしまうとなんでもありの相対論になってしまいます．そこで西條は「すべての価値は欲望や関心，目的といったことと相関的に（応じて）立ち現れる」と示して「価値の原理」と名づけました．

　価値とはものごとの良し悪しであり，それを判断する側がその瞬間に持っている欲望や関心，身体的状況や環境，そして目的に応じて決められるものであるということです．

　Eさんの家族のもつ関心として対外的に言葉にしているのは「できるだけ長生きしてほしい」という欲求になります．家族がもつ「長生きしてほしい」という思いは至極真っ当であり「表の関心」であります．もう1つの考え方として「辛い思いをさせたくない」という終末期においては相反した欲求があります．表面的にはこの2つの相反する「表の関心」間の葛藤（コンフリクト）があるととらえて，医療者は丁寧に「辛い思いをさせたくない」という欲求を大切にするように家族を説得するのでしょうが，なかなかうまくいかないことがあります．それは口には出さず，ほとんどの場合は家族本人も気づいていない「裏の関心」として「周囲から良い人物だと思われたい」という欲求や小さいときから今に至るまでの間にメディアや周囲の人々から刷り込まれてきた「家族というものはこうあるべきだ」という目的が存在するからだと私は考えています．

　医療行為において意思決定者が患者・家族であり，行為者は医療者です．「延命医療」が結果的に患者につらい思いをさせたとしてもその行為をしたのは医療者ということになります．一般的に，ある行為の結果の責任を負うのは行為者になります．しかし，「延命医療を行わない」という選択をしたときの責任は意思決定者である家族にふりかかるのではないかという不安に，家族は襲われることになります．さらには周囲の人から家族として適正な意思決定をしなかったとして責められるのではないかという恐怖すら感じることでしょう．現実にはそんなことはありませんが，この「裏の関心」によるブレーキは意思決定の瞬間に機能して私たちの意思決定を惑わせるだけでなく，意思決定をした後に心の傷・激しい後悔として残る危険性があります．ですから医療者は意識的に患者や家族の「裏の関心」による心

JCOPY 498-02294

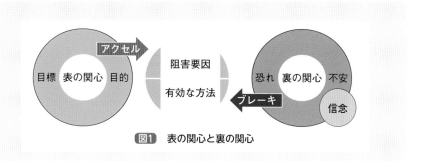

図1 表の関心と裏の関心

の傷を緩和する言葉かけが求められると私は考えています（図1）.

5th アナザーストーリー

（5th ストーリーの冒頭からもう一度始めます）

　Eさんは，3カ月前に発熱と上腹部痛を主訴に自宅近くの総合病院を受診しました．半年ほど前から食欲不振や体重減少があったものの年齢のせいではないかと気にしていませんでした．精査の結果，膵臓がんと診断されました．すでに傍大動脈リンパ節が複数，腫大しており，少量の腹水があって腹膜播種が疑われているため，進行期はIV期と診断されています．

　担当医から本人に診断結果が伝えられました．進行期より手術適応はなく，治療をするとなると抗がん剤治療になることが伝えられました．本人は，年齢や二人の子供が立派に育っていることや2年前に妻に先立たれ，思い残すことはないという発言もみられ，治療を受けることをためらっているようでした．Eさん単独での意思決定は難しいと判断した担当医から家族も同席してもう一度説明を聞いてもらってから家族と相談して決めませんかという提案がされました．

　数日後，長男と次男がそろってやってきました．Eさんにした説明と同じ内容の説明をすると，案の定，積極的治療を受けてほしいとEさんを説得し始めました．

　担当医「お二人が，お父様に1日でも長生きしてほしいという気持ちはとてもよくわかります．私も患者さんに健康で長生きしてほしいと願っています．説明しましたようにEさんの病気は進行しており，著しく痩せて腹痛や発熱の症状が出て入院されました．ご高齢でもあり抗がん剤治療を行うことで余計に体力が奪われて今よりも体調が悪くなることが予想されます．Eさんは私どもに対して，辛い治療を受けて数カ月の生存期間が延びることよりも，今だったらなんとか家で過ごせる気がするのでまずは家に帰りたいとおっしゃいました」

　Eさんの方を二人の子どもたちは，目を潤ませながら見つめています．Eさんも顔を紅潮させつつ担当医の話をうなずいて聴いています．

　担当医は二人の息子に対して，問いかけました．

　「もしお父様が治療を受けられるとして，食欲がなくなる，疲れやすくなる，体がだるくなるという抗がん剤の副作用を一人のご自宅で経験されることになります．お二人とも遠くに住んでおられますから，そのことに気づいてあげられるでしょうか？」

　息子たちは黙って担当医を見つめています．言葉を発することができなくなりました．担当医は一呼吸して話を続けます．

JCOPY 498-02294

「入院されてから，Eさんとお話しさせていただいたところ，積極的治療を受けられないというお考えでした．お話ししましたようにゲムシタビンによる生存期間の中央値は6カ月足らずですので，Eさんのお考えも間違った考え方とは思っていません．治療を受けるのも副作用を受け入れるのもEさんですので，息子さんたちの気持ちもよくわかりますが，最終的にはEさんご自身の意思を尊重したいと思っています」

さらに，担当医は続けます．

「もし，息子さんたちとの話し合いの結果，治療を受けられるのであれば，Eさんはご高齢でもあるので見守りが必要だと思うのです．かといってずっと入院で治療を受けるわけにもいきません．お二人が見守ることもできません．ご自宅で定期的に見守っていただく方法を考える必要があります」

「それはどういうことでしょうか？」長男が訊いてきました．

「訪問看護師さんや介護士さん，ヘルパーさん，そして往診の先生などに在宅医療としてきてもらえるように準備してみてはいかがでしょうか？Eさんの年齢であれば，介護保険を使うこともできると思いますが，いかがでしょうか？」

ここまで黙って話を聴いていたEさんが口を開きました．

「家に知らん人が来るのは嫌だな．今のままがいい」

二人の息子の目には涙があふれていました．悲しいことではありますが，息子たちはEさんの口から本心を聴くことができたのでしょう．

この日の面談はここで終わることとしました．息子さんたちは数日，どうするか考えましたが，Eさんの思いを尊重して治療を受けずにできるだけ自宅で過ごすことにしました．

（ここで終わりといいたいところですが，治療を受けないとはいえEさんは自宅で過ごすために在宅医療を受ける準備をした方がよさそうです．この続きは後の「5thストーリーの続き」にゆだねます）．

▶ エビデンスはどうやって作られているのか？

このアナザーストーリーのなかで，膵がんに対して行われるゲムシタビン単剤の治療成績（生存期間）を中央値で6カ月足らずと表現しました．これは実際に報告されている数値であり虚構ではありません．ここからの話は，がん治療にたずさわっている医師，とくに科学的根拠となる論文を読んでいたり，臨床試験に携わっている医師であればすでに知っていることだと思いますが，最後に本質的な問いを投げかけたいと思うので我慢してお読みください．中央値は平均値とは

違い，ある集団を構成するすべての構成員が示す数値を順番に並べた時にちょうど真ん中の順位となる人の数値をしめしたものです．これは，ある集団の特徴を示すために平均値がふさわしいのか，中央値がふさわしいのかということを考えたうえで生存期間を示すのには中央値がふさわしいと判断されているので中央値が使われています．もう少し詳しく説明をしますと，平均値で特徴づけられる集団とは平均値あたりにほとんどの構成員が集まっている集団であり，たとえばテストの点数などがあげられます．よほど意図的に集められたような集団でない限りテストの点数の平均が60点であれば60点前後の点数を取った人が多いはずです．ということは裏を返すとがん治療における生存期間は真ん中の値前後にたくさんの人がいるというわけではないのです．中央値6カ月という数値は100人の患者さんの生存期間を長さ順に並べたときに50番目と51番目の方の生存期間を足して割った数値に過ぎません．6カ月よりも相当長く生きる人も一定数存在し，かなり短い人もたくさんいるわけです．みんながだいたい6カ月ぐらい生きるという意味ではありません．

　こういう話をすると治療を受けたときに奇跡的に長生きする人もある程度いるのではないかというご意見もあると思います．しかし，このストーリー内に出てくるEさんのことを考えると話はそんなに簡単ではないと思われます．ここからはこの中央値6カ月という数字がどのようにして導かれるかについてお話を進めたいと思います．

　私たち医師が患者さんにお勧めする治療法は「標準治療」と呼ばれます．「標準」というとなんだか安っぽく感じますが，そうではありません．「標準治療」とは医学的根拠に基づいて最もお勧めできる治療という意味です．その医学的根拠はほとんどの場合，臨床試験によって生み出されています．臨床試験とは，たとえばある新しい治療法Bがこれまでの治療法Aよりも優れているかどうかを，あらかじめ計画された研究計画書に基づいて同意をいただいた患者さんに参加をしてもらって比べる試験です．この臨床試験では参加した患者さんがAの治療法をするかBの治療法をするかを自分で選ぶことはできません．患者さんを診察している担当医もAかBかを選ぶことはできません．2つの治療法の優劣を公平にジャッジするために患者さんや担当医の意図ができるだけ入らないようにしているわけです．例にあげたAとBの比較試験で新しいBという治療法の効果がAよりも少しだけ優ったという結果が出たとします．でも，この結果は担当医や患者さんの意向をまったく無視して選ばれた治療（無作為試験）なので，もしかすると担当医が「この患者さんにはAの治療の方がいい」と考えてAを選んだ方が，効果が高いかもしれません．ほとんどの臨床試験は無作為に治療を選ぶため，直

接診察をしている担当医が個別の患者さんのことを考えて治療法をアレンジした方がその患者さんにはあっている可能性もあります．

　また，臨床試験には適格基準と除外基準というものがあります．すべての患者さんが希望すれば参加できるわけではなく，年齢や合併症（ほかの病気）によって参加できない人もいます．このストーリーのＥさんのように75歳以上の患者さんは多くの臨床試験において参加できる適格基準を満たしていません．

　ここまで読んだみなさんのなかには私がエビデンスを否定する医者のようにうつることでしょう．それは大きな誤解であります．私は婦人科悪性腫瘍研究機構（JGOG）という全国規模の臨床研究を計画・実施する団体に所属して理事を務めており，個人でも関西臨床腫瘍研究会（KCOG）のメンバーであり研究者として臨床試験を計画・実施して論文を執筆しています．わずかな成果ではありますがエビデンスを作りそれを守っています．治療法を選ぶとき，やってはいけないことは何かを考えるときにエビデンスは大いに役に立ちます．エビデンスは，1stストーリーや2ndストーリーで解説したバイアスの罠から私たちを救ってくれます．一人の医師が経験できることは限られています．その限られた経験だけに基づいて個々の患者さんの治療をひとりよがりにアレンジしていると，バイアスの罠にはまってしまい間違った治療を行うことにつながります．

　一方で，すべての治療をエビデンス通りに行うようなマニュアル化は避けないといけません．実際の臨床では臨床試験のように整えられた条件の患者さんばかりではないからです．そして，ＡとＢの治療法の選択に関する臨床試験において統計学的に優った方が「総どり」することが本当に正しいのかはこれからの課題であることも知っておいてほしいのです．現に，がん遺伝子パネル検査の目指すところは，これまでの同じ病名の患者さんには同じ治療をするという考え方を変えることにあります．これまでのようなみんな同じ治療を受ける大規模臨床試験の結果で勝った方が「総どり」するような方法ではなく，遺伝子という個別の事情に応じた治療を探索する方法が主流になっていくかもしれません．

▶高齢者がん診療ガイドライン[5]

　すでに，各がん腫に関連する学会では，前項で記述したようなエビデンスに基づいた診療ガイドラインが作成されています．ただし，高齢者に特化したガイドラインはほとんどなく，とくに脆弱な高齢がん患者に対するガイドラインは皆無と言ってよいでしょう．全がん腫，共通の診療指針を各学会のガイドライン委員会に提示し，高齢者のマネジメントについて検討いただくよう提案し，可能であ

表2 高齢者機能評価の主な簡易スクリーニングツールと評価項目

スクリーニングツール	評価項目
G8 (11)	身体機能, 薬剤, 栄養, 認知・気分
VES-13 (vulnerable elders survey) (12)	身体機能
fTRST (13)	身体機能, 薬剤, 栄養, 認知機能, 気分
MINI-COG	認知機能
Vitality index (15)	意欲

ればそれぞれのがん関連学会のガイドラインに盛り込んでもらうことを目的の1つとして,「高齢者がん診療ガイドライン2022年版」が作成され,インターネット上で公開されています.

　このガイドラインの重要臨床課題として,「高齢がん患者における高齢者機能評価(GA/CGA)」,「高齢がん患者に対する抗がん治療の効果および影響」,「高齢がん患者に対する臨床諸問題」の3つがあげられています.

　2018年に発表された米国臨床腫瘍学会(ASCO)のガイドラインにおいては最低限,①身体機能,②転倒,③併存症,④うつ,⑤認知機能,⑥栄養機能の評価を行うことを推奨しており,化学療法を開始する65歳以上の患者には日常的に検出されない脆弱性を特定するためにGA(**表2**参照)を使用すべきとしています.

　このなかでも「G8」[6](**表3**参照)はとくに簡便でありますが,一方で患者本人による記述であるため認知機能や気分が低下している方の脆弱性をスクリーニングする方法としては不十分といえます.そういった患者には精神科医や心理職のサポートを得ながら,高齢者機能評価をする必要があります.

　このストーリーにおいても,患者や家族の意思と,担当医の印象だけで意思決定支援を行うと患者の脆弱性を客観視できていないままに侵襲の高い治療が選択されるおそれがあることがご理解いただけるものと思われます.

表3 G8

		G8 Screening tool	
	質問項目	該当回答項目	点数
A	過去 3 カ月間で食欲不振，消化器系の問題，そしゃく・嚥下困難などで食事量が減少しましたか	0: 著しい食事量の減少 1: 中等度の食事量の減少 2: 食事量の減少なし	
B	過去 3 カ月間で体重の減少はありましたか	0: 3 kg 以上の減少 1: わからない 2: 1〜3 kg の減少 3: 体重減少なし	
C	自力で歩けますか	0: 寝たきりまたは車椅子を常時使用 1: ベッドや車椅子を離れられるが，歩いて外出できない 2: 自由に歩いて外出できる	
E	神経・精神的問題の有無	0: 高度の認知症またはうつ状態 1: 中程度の認知障害 2: 精神的問題なし	
F	BMI 値	0: 19 未満 1: 19 以上 21 未満 2: 21 以上 23 未満 3: 23 以上	
H	1 日に 4 種類以上の処方薬を飲んでいますか	0: はい 1: いいえ	
P	同年齢の人と比べて，自分の健康状態をどう思いますか	0: 良くない 0.5: わからない 1: 同じ 2: 良い	
	年齢	0: 86 歳以上 1: 80 歳〜85 歳 2: 80 歳未満	
		合計点数（0〜17）	

本質問紙は G8 原版をもととし Mini Nutritional Assessment（MNA®）日本語版より該当する項目を引用しています．作成にあたり国立研究開発法人日本医療研究開発機構（AMED）の革新的がん医療実用化研究事業の支援を受けています．

1）Bellera CA, et al. Ann Oncol. 2012; 23: 2166-72.
2）Takahashi M, et al. PLoS One. 2017; 12: e0179694.
3）Bouzan J, et al. Lancet Healthy Longev. 2023; 4: e297-8.

　本当に，Eさんは転院するしかないのでしょうか？ 担当医からEさんの症状緩和について相談を受けた緩和ケアチームのメンバーたちは疑問に思いました．実は，緩和ケアチームの仕事は痛みをとるだけではありません．Eさんの悩みや希望を聴くこと，自宅で過ごしたいという希望があるならば在宅医療を受けられるように調整することも含まれています．そのため，緩和ケアチームには医師や看護師だけでなく，薬剤師，心理士（師），メディカルソーシャルワーカー（MSW），リハビリテーションにかかわる理学療法士・作業療法士，病院の医事課など様々な職員で構成されています．Eさんが自宅で過ごすためにお手伝いする主力は病院にある地域連携室（施設によって呼称は異なると思います）ですが，橋渡し役をすることも緩和ケアチームの仕事の1つです．

　緩和ケアチームの働きかけにより，Eさんは訪問看護や在宅医を受け入れることを決断されて自宅で過ごされることになりました．Eさんの子どもたちもはじめは難色を示されました．しかし担当医と緩和ケアチームより，たしかに病院よりは監視の目が行き届かないかもしれないので心配されるのは無理もないことと認めたうえで，それでもEさんが慣れ親しんだ自宅で過ごすことで得られるものの方が大きいと考えると伝えました．また，退院前カンファレンスの際に，オンラインではありましたが在宅医療に携わる訪問看護ステーションの看護師や在宅医から「チームでサポートするのでお子さんたちはできる範囲でEさんと会ってあげてほしい」と伝えたところ，少しは安心されたようです．

▶在宅療養への障壁（キーパーソンが抱える責務，社会規範と市場規範）

　近年，Eさんのような独居の高齢者が増えています．まったく肉親がおられない方や肉親がいても同じような境遇で意思決定に参加が難しい場合はむしろご本人の意向に寄り添えばいいのですが，Eさんのようになまじ肉親が遠方にいてキーパーソンとなって意思決定にかかわってくる場合にはどうしても安全性を担保する責任を感じられて，Eさんの思いに反して「転院」という選択肢を取られることになります．

　肉親がおられない場合の意思決定は本人により行われます．本人の意向で自宅に帰って在宅医療チームに支えられながら自分らしく過ごされて，その結果としてご自宅で息を引き取られても，最期は病院に搬送されてお看取りすることに

なっても，本人が受け入れられていれば問題はありません．しかし，在宅での介護に参加できないキーパーソンが意思決定に参加してくる場合は，自分たちが患者さんの世話に参加できないがゆえに，安全性を担保することで責務を果たそうとしがちです．ここからは私のやり方になりますが，介護できないキーパーソンを否定するのではなく肯定する姿勢をもちつつ，彼らの感じている責務の在り処を明らかにして説明したうえで，患者さんの希望を優先した方がいいのではないかと提案をしています．この 5th ストーリーのつづきもそのように仕立てました．

　さて，当初，担当医が「転院」という方針をとった理由は家族だけにあるのではありません．病院側も今の保険診療制度の下では，積極的治療を行わずに長期に入院を続けることは医療経済的に許容できなくなっているという面があります．表向きにはそのようなことをお話しすることはありませんが，「在宅」か「転院」かの話をするときにどうしても患者さんやご家族の要望や責務よりも，素早い意思決定を求めるために「転院」に誘導しがちです．みなさんもこれまでの経験で，自分の心の中やカンファレンスでの話し合いで「この患者さんは家には帰せないな」とあきらめたことはないでしょうか？　実は，コロナ禍の３年間において医療従事者がもつ考え方が随分と変化しました．なぜならば多くの緩和ケア病棟や緩和ケア施設がコロナ感染拡大により満床あるいは閉鎖に追い込まれ，さらに面会制限が出されて在宅医療を選択せざるを得ない環境になったからです．

　逆に言えばコロナ禍のような「転院」への大きな障壁がなければ相変わらずだったかもしれません．病院側や担当医が暗に感じている「市場規範」により，担当医は積極的治療を選択しない患者さんに対して病院のベッドを空けるように，より素早い意思決定を行うように促します．

　「市場規範」とは賃金，価格，利息，費用対効果などのお金で量ることのできる物差しで決まる規範をさします．自律性や独創性，個人主義の多くはこの市場規範を軸に考えられることが多いでしょう．市場規範のすべてが悪というつもりはありませんが，市場規範のなかで生活していると支払った費用や労働に見合う利益を手にするべきという価値観やより費用対効果の高い方法を選ぶ方が正しいという信念が根付きます．「市場規範」に対局の規範となるのが「社会規範」と呼ばれます．「社会規範」は私たちの社交性や所属する共同体の必要性と切っても切れない関係にあり，即座にお返しを要求するような考えのない，ほのぼのとした，例えば友達からの頼みごとなどが含まれます．

　話を戻しますと，患者や家族が担当医の推奨に従って「転院」への手続きに入ることを了承したところで，実際に転院先が見つかるのは随分先になることが多いのですが，病院側から担当医が注意を受けることはありません．担当医は「転

院の意思を示されているので転院先が決まるのを待っているだけです」と言い訳ができてしまうからです．

　こう書いてしまうと担当医が悪人のように感じるでしょう．しかし，これは悪意をもって行われているわけではなく，ストレスを抱えたくないという気持ちから自然と選んでしまっていることなのです．なぜ悪ではなく自然と言えるのかと言いますと，病院や担当医が患者の長期入院を避けるというのは，病院の収益が下がるというお金にまつわる「市場規範」からきています．一方で患者さんや家族の望みをかなえることは「社会規範」と呼ぶことができます．ほとんどの人間は「社会規範」と「市場規範」の作る規則を並立させることでその社会で暮らしています．とくに医療従事者は患者に寄り添うという「社会規範」と自己や同僚や医療機関が維持される程度の利益を確保するという「市場規範」の間でうまくバランスをとることを絶えず求められています．残念なことに多くの場合，「市場規範」は「社会規範」を凌駕し駆逐してしまう傾向にあることがわかっています[7]．

　前述のエビデンスについてもこの2つの規範の併存の考え方をあてはめることができます．エビデンスというのは数値による勝ち負けです．同じ病名の人に同じ治療法を一気に行うことで成績があがるという考え方です．これを功利主義といい，「市場規範」にあたります．それぞれの患者さんの個別の事情を拝聴して，エビデンスも理解しつつその人の願いに応じた治療法をアレンジする姿勢は「社会規範」にあたります．

▶市場規範と社会規範の併存を実現する「方法の原理」

　では，私たちはこの「市場規範」と「社会規範」の併存をどのように実現すればいいのでしょうか？　1st ストーリーでも記述しましたが，私が継続的に学んでいる場であるエッセンシャル・マネジメント・スクール（EMS）の代表である西條剛央が提唱した構造構成主義（本質行動学）の中心原理に「方法の原理」があります．方法の原理とは「目的と状況が変われば方法は変わる」というものです[8]．シンプル過ぎて何を言いたいのかわからないかもしれません．多くの臨床試験の目的は，より安全でより効果のある治療法を探索することです．そのためAとBの2つの治療法を受けた患者さんのグループの間で，「生存期間や安全性を比較してどちらの治療法をうけた患者さんのグループの方が長生きしたか」を比べます．これも方法の原理にあてはめると理にかなっています．ここで気をつけなければならないのは，目の前にいる一人の患者さんが望んでいることは何かを知らずに「きっとどんなことをしてでも長生きしたいと思っているはず」だと考える

ことや，あるいは臨床試験に登録できないような特殊な事情を抱えている患者さんに対してもエビデンス通りの治療法を提示するというマニュアル診療に陥らないことです．

　Eさんの在宅医療について，方法の原理を導入してもう一度考え直してみます．Eさんはかなり高齢ですでに体力も奪われている「状況」です．Eさんは治療を受けるよりも慣れ親しんだ自宅で自分らしく過ごしたいという「目的」をもっています．担当医やキーパーソンである家族がすることは，病名や治療法のエビデンスを知ることよりもまず，Eさん固有の「状況」と「目的」を共有することなのだと思います．西條が唱える学問がなぜ本質行動学と呼ばれるかは，方法の原理に代表されるように物事の本質に基づいて行動すれば効用がもたらされるという考えにあります．一見シンプルに感じるこの方法の原理ですが，私たちがごく自然なあり方でぼんやりとすごしていると，第一に「市場規範」により「社会規範」が駆逐されてしまいます．第二に目の前の問題を解決するにあたって誰でも同じようにすれば同じ結果が得られるという「マニュアル化」を図ろうとします．そうやって意図しないまでも患者さん本人の望みが置き去りになってしまうのです．ですから，常に「方法の原理」を心の中で反復して唱え続けて実践するあり方を維持しなければなりませんが，簡単なことではありません．私もこんなことを言いながら，すぐに自然的態度に戻ってしまいます．ときどきEMSの仲間たちと集まって会話することやEMSのレクチャーに参加することで，あり方を付け直すように心掛けています．

Take Home Message

- 医療者のもつ責務（自発的責務）と患者の家族のもつ責務（連帯の責務）の違いに気づいて配慮しましょう
- 人がそうするには必ず理由があります．理由を勝手に想像せずに肯定的に相手の話に耳を傾けましょう．
- エビデンスの結果だけをそのまま使うのではなく，どうやって作られているかを理解して利用しましょう．
- 在宅療養の障壁は本人の病状にあるのではなく，家族や医療者のもつ責務や規範の中にあることを意識しましょう
- 「目的と状況によって方法は変わる」という方法の原理を常に意識して自然的態度に戻らないようにしましょう．

【文献】

1）マイケル・サンデル, 著. 鬼澤 忍, 訳. これからの「正義」の話をしよう. 東京: 早川書房; 2011.
2）西條剛央. クライシスマネジメントの本質 本質行動学による 3.11 大川小学校事故の研究. 東京: 山川出版社; 2021.
3）ロバート・ギーガン, 著. 池村千秋, 訳. なぜ人や組織は変われないのか. 東京: 英治出版; 2013.
4）西條剛央. 構造構成主義組織行動論の構想—人はなぜ不合理な行動をするのか? 早稲田大学 WBS 研究センター. 早稲田国際経営研究. 2011; 42: 99-113.
5）高齢者がん診療ガイドライン 2022 年版. http://www.chotsg.com/saekigroup/cpg.html
6）日本臨床腫瘍研究グループ（JCOG）ホームページより. http://www.jcog.jp/basic/org/committee/A_040_gsc_20170530.pdf
7）ダン・アリエリー, 著. 熊谷淳子, 訳. 予想どおりに不合理. 東京: 早川書房; 2013.
8）西條剛央. 構造構成主義とは何か. 京都: 北大路書房; 2005.

JCOPY 498-02294

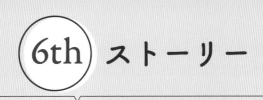

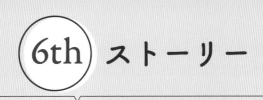

登場人物紹介

Fさん; 41歳, 女性, 職業は保育士. Fさん自身の職場から自転車で15分の集合住宅の3階に夫と二人の子供と暮しています.

夫: 52歳, 会社員.

長男（4歳），長女（2歳）

Fさんは大学を卒業後，夢だった保育士になり現在の認定こども園に勤務を続けてきました．労働時間が長く，自分の時間を持てずに15年が過ぎて，ようやく今の夫と出会って，二人の子供を授かりました．長女を出産した時に，子宮頸部細胞診，いわゆる「子宮頸がん検診」で異常を伝えられていましたが，「出産には影響がない」と説明を聞いていました．長女が生後6カ月になったところで，時短勤務ではありましたが職場に復帰して，家事・育児・仕事に毎日忙しくしていました．自宅から車で10分のところにFさんの両親（ともに68歳）が住んでおり，職場復帰当初は，長女を両親の家にあずけていました．Fさんが勤務している認定こども園は，勤務する保育士の子どもは預けることができないため，長男は自動車で10分ほどの別の保育施設に預けており，長女も1歳になった頃から同じ保育施設に預けています.

夫は自宅から最寄りの駅までは自転車で20分ぐらい，およそ40分間電車に乗り，合計で1時間あまりかけて会社に通勤しています．このように通勤時間も長い上に，営業職の係長いわゆる中間管理職であるため労働時間も長くなりがちです．そのため夫は朝早く出勤し帰宅も遅く，家事や育児はFさんに任せきりです．せめてもとFさんや子どもの利便性を考えて，Fさんの職場とご両親のいる実家に近い集合住宅を選びました.

📖 診療の経過

　Fさんが病院に担ぎ込まれる3カ月ほど前のこと，トイレで排尿後に少し血液が混じった帯下がありました．月経が終わってから1週間程度だったので「排卵の時にはそんなこともある」とあまり気に留めていませんでした．それから2週間が経過して，次の月経がはじまりました．今回はなぜか出血が止まりません．

月経開始後3週間経過しても血の混じった帯下が続いています．気のせいかもしれませんがいつもと違う匂いもするようです．このときにようやく，長女を出産した時に子宮頸がん検診の結果が異常であったことを思い出して不安がよぎりました．とはいうものの，日々の家事・育児と保育士の仕事があり，なかなか病院に行く時間を作ることができないでいました．黄色っぽい帯下は続いていましたが出血はおさまっていたので，休みをとってまで医療機関に受診することはありませんでした．はたして3カ月が経過したある日のこと，Fさんはいつも通り，保育士として忙しくしていたのですが，下半身に温かいものがおびただしく流れてくる感覚に襲われました．「これはまずい」と思いましたが遅く，出血が着衣からあふれ流れてきて，周囲いる子どもたちも騒ぎ始めました．Fさんはその後のことは記憶にありません．あまりのことに気を失ってしまったのです．

　救急車が到着してからのこと，Fさんは救急隊員の呼びかけに軽くうなずく程度でした．呼吸は促拍しており，脈拍はやや速いものの血圧は正常でした．手の指先が硬くなっています．酸素化は良好であり，おそらく過換気を起こしているようでした．

　Fさんが気づいたときは，救急外来のベッドの上でした．左腕には点滴がされていて，胸には心電図モニターが貼られていました．『そういえば』と，出血があったことを思い出しました．下半身に意識を集中すると，まだ出血は止まっていないようです．Fさんが目を開いたのに気づいた看護師から声をかけられました．「気がつかれたのですね．ここがどこかわかりますか？」Fさんは目のまえに現れたナース服を着た女性から急にそんなことを聞かれて驚いたものの，状況から判断して自分が病院に運ばれてきたのだと察知しました．しかし，そう考えると次には，職場に迷惑をかけたこと，認定こども園の子どもたちのこと，自身の子どものことなど心配なことで頭がいっぱいになって，看護師の質問に答えるどころではなくなってきました．

　「あら，ごめんなさい．急にそんなこと聞かれても困りますよね．どうやら職場で出血されて，救急車でこの病院に運ばれてこられたんですよ」と看護師は伝えました．

　「出血…」Fさんは，まだ出血が続いていることを伝えようと適切な表現を考え始めましたが，看護師が覆いかぶさるように「今，産婦人科の先生をお呼びしています．診察してもらいますから，しばらくお待ちください」と言い，ベッドを取り巻くカーテンを閉めました．あとで知ったことですが，この病院の救急外来は忙しいようで，3人ぐらいの看護師が続々と訪れる軽症から重症の救急患者の対応をしていました．少し離れたところで，医療従事者たちがガヤガヤとしてい

る様子が聴こえてきます.

　産婦人科の医者が来ることだけはわかったので，聞きたいことはそのときに聞けばよいと思い，しばらく黙って待つことにしました.

　しかし産婦人科の医者はその場に来ることはなく，さっきの看護師が車椅子にのせてくれました．救急外来には産婦人科の診察台，いわゆる内診台がないので産婦人科外来まで移動するのです．内診台での診察では，男性産婦人科医のため息が聞こえてきました．とにかく不安だったので，ため息に聞こえただけかもしれません.

　内診が終わって，その男性産婦人科医からこういわれました．「こんなに出血するまでに，なにも症状はなかったのですか？」Fさんは，3カ月前からの症状や長女を妊娠しているときの細胞診異常について話しました．「どうして，病院に行かなかったの？」その産婦人科医はまるでFさんを責めているように言い放ちました．そんなことを言われても，Fさんは毎日，家事・育児・仕事に忙しくて，病院に行く暇などなかったのです．わけもわからず救急車で担ぎ込まれた病院で産婦人科医からどうしてこんなことをいわれなきゃならないのかと情けない気持ちになりました.

　その後のFさんは「どうして？」という言葉を繰り返すことしかできませんでした．それに対して長女を妊娠・出産したときにがん検診で異常があったことから，それ以前から病気が徐々に進行し，あるときを境に急に進行してきたのではないかと説明されました．さらには子宮頸がんがヒトパピローマウイルス（HPV）というウイルスの感染から起こるとも説明されました．そこからのFさんは，病院にいかなかったこと，妊娠のとき以外には子宮頸がん検診をしてこなかったことについて自分を責め始めました．そういえば，子宮頸がんの原因となるウイルスにはワクチンがあるって聞いたことを思い出しました．ワクチンをうっていたら，こんなことにならなかったのかなと後悔の気持ちで頭がいっぱいになりました.

　その日は，詳しい検査ができないので，後日，産婦人科外来を受診するように言われました．色々聞きたいことはありましたが，「一目見ただけではわからない」と一蹴されてしまいました.

　（「6th ストーリーの続き」につづく）

▶重篤な病気をもつ患者との話し合い（Serious illness conversation program）

　3rd ストーリーで緊急 ACP（28 ページ）について，F さんのような患者が緊急で受診された場合のコミュニケーション・スキルの解説をしましたが，このストーリーの続きで明かすように診察した産婦人科医は当直のアルバイトに来ている非常勤医師であり，コミュニケーション・スキルについて学んでいなかったにちがいありません．

　文中に示しました SPIKES をもとに日本人向けに構築された SHARE プログラム[1]を用いたコミュニケーション研修会は 2～3 日間の研修期間を必要としますので，参加者がどうしても緩和ケアに従事する医師に限定されてしまいます．緊急 ACP において取りあげました Vital Talk（現「かんわトーク」）は，1 日 3 時間を 2 回，計 6 時間の研修プログラムにしてなんとか多くの医療従事者にコミュニケーション・スキルを習得してもらおうと工夫されています．

　さらに，より短時間での研修を試みた「重篤な病気をもつ患者との話し合い（Serious illness conversation program）」（SICP）というプログラム[2]が米国の Dana-Farber Cancer Institute, Atul Gawande の支援のもとで開発されており，日本でも木澤義之，竹ノ内沙弥香，森雅紀らによって，一部改変されて実施されています 表1．

　SICP はがん治療だけでなく，ほかの重篤な疾患や外来での説明の場面でも使える設計になっており，多くの医療従事者が受講することを期待されています．

　このストーリーで当直医ができたことはなんでしょうか？　そもそも当直医の仕事は，日中の外来とまったく同じような診療をすることではありませんので，このストーリーの続きに登場する女性産婦人科医と同じような話し方ができるわけではありません．経験上の話にはなりますが，昼間の外来診療と当直時の診療を同じモードでできている医師は少ないように思います．昼間の外来の方が忙しいから時間外の診療の方が落ち着いてできますという方もおられるでしょうから一概には言えませんが，当直医としては，当直帯が何事もなく平和であることを望んでおり，F さんのような対応が難しい病状の方が運ばれてこないことを望んでいます．今後かかわることもない相手なので，その場をなんとかやり過ごしたいと考えても不思議ではありません．しかし，この状況を望んでいないのは F さんとて同じことです．そこで，そこまで困難ではなく，明日からでも実践できそ

表1 重篤な病気を持つ患者さんとの話し合いの手引き

1. 話し合いを始める
   a．目的を伝える
   b．将来の意思決定のための準備
   c．許可を求める
2. 患者の理解と意向を確認する
3. 今後の見通しを共有する.
   a．今後の見通しを共有する
   b．「…だとよいのですが」「…を心配しています」「…を願っています」などの表現を使う
   c．間をおきながら話し，感情を探る
4. 大切なことについて聴く
   a．目標
   b．恐れや不安
   c．強さの源
   d．欠かせない能力
   e．延命治療の範囲
   f．家族
5. 話し合いを締めくくる
   a．要約する
   b．推奨事項を説明する
   c．患者に確認する
   d．患者に協力することを伝える
6. 話し合いの内容を記録する
7. 主治医やほかの専門職に伝える

うなこととして，「病気を診る前に，人として見ること」だと私は思っています．

　読者の皆さんは，ストーリー冒頭のＦさんの境遇を読んでいますので，Ｆさんが検診を受けられなかったことや症状が出てきてなお，病院に行かなかった事情を理解していますが，当直医はまったく知りません．患者がなぜそうなったかを知るには，患者のこれまでの境遇を患者自身に尋ねてみるしかありません．初めて会った患者さんの職業，勤務体制（休日）や家族構成，同居の有無などを必ず尋ねてカルテに記載する習慣をつけてみましょう．患者さんを一人の人間としてイメージすることができれば，その後の話し方が変わってくることでしょう．この習慣にはもう１つの効用があります．それは，相手にも「この医師は私の生活に関心を持ってくれている」というメッセージが伝えられることです．

▶がんは予防できるのか？

　当直医から「どうして，病院にいかなかったの？」という心ない言葉をかけられたＦさんはこれまでの自分の行動を後悔し始めます．後悔をしない人はいないと思いますが，Ｆさんのような逆境に立たされたときには過去のことを悔やむよりも，これから何ができるかを考えた方がいいということは第三者の目から見れ

ば明らかなことです.

　しかし,医療従事者は社会全体の疾病に苦しむ人を一人でも救いたい,そして,できれば疾病になる前に未然に防ぎたいという欲求が強くなっていきます.また,政府は年々上昇する一方の医療費をどうにかして削減したいと考え,疾病の予防や早期発見を目的とした施策や啓発活動を推進しています.平成18年にがん対策基本法が制定され,平成24年にがん対策推進基本計画において,5年以内に小学校から高等学校にいたるまでの子どもたちに「がん教育(Step-Up 参照)」を実施することを目標と設定したのも,啓発活動の一環です.このような医療従事者や政府の持続的な啓発活動の結果として,私たちは無意識に「早期発見すれば治る」「がんは予防できる」という信念ができあがってしまっています.Fさんが当直医から受けた心ない言葉の根底には,がんになった人はやるべきことをしてこなかったからであるという間違った信念が潜んでいるような気がしてなりません.事実,私は自身が診療に当たった方だけではなく,患者会やSNSなどを通じて多くのがん経験者の方のお話を伺ってきましたが,予防や早期発見という言葉に傷つくと言われてる方が少なくありません.社会全体としてがんに関する啓発活動を継続することはとても重要なことですが,一方でがん患者さんへの配慮も必要だと思います.とくに,このストーリーのように一人のがん患者さんと対面するときには,無意識に出てしまう言葉に気をつけた方がいいでしょう.

　がんの予防という観点では,ウイルスを原因としたがんに対するワクチンや抗ウイルス薬による治療があります.肝炎ウイルスに対するワクチン接種や抗ウイルス薬による治療は目覚ましい進歩があり,ウイルス性肝炎を原因とした肝臓がんの罹患数や死亡数は減少してきています(ただし,脂肪肝による肝臓がんが増加しており,期待したほどの減少をしめしませんでした).そのほかには,このストーリーに出てくる子宮頸がんの原因となるヒトパピローマウイルス(HPV)に対するワクチン接種ががんの予防の代表例になります.HPVに対するワクチン接種については,子宮頸がんの予防効果が高く,接種により子宮頸がんになる危険性が1/3以下になることが期待できます.オーストラリア,イギリス,カナダでは8割以上の女子に対してHPVワクチン接種が完了しており,実際に子宮頸部上皮内腫瘍や子宮頸がんの罹患者が減少したという報告が出てきています.一方で,日本ではワクチン接種後の副反応が社会問題となり,政府によるワクチン接種の勧奨が中止される事態となり,2022年までのおよそ8年間にわたり接種率が1%未満という期間がありました.メディアの報道やSNSで,副反応を呈した方の動画が拡散されたり,被害者の方々が政府を相手に訴訟をしたことに対して,医学会側はデータを示して,「副反応ではない」と強く主張したことで社会を「ワ

クチン推進派」と「反ワクチン派」とに分断する結果となり，この社会問題が長期化したと私は考えています．同じような社会問題を抱えていた米国では，早くから副反応を呈した方やそれを懸念する方へのカウンセリングの必要性を医療従事者へ啓発するとともに，SNSでの事実に基づかない情報やセンセーショナルな画像の拡散を防止し，正しい情報を提供する体制を構築することで6割程度まで接種率を向上させました．日本ではエビデンス vs 副反応の戦いが長らく続き，出口が見えないようにも見えましたが，2022年の接種勧奨再開に至った契機には，COVID-19のパンデミックによってワクチンの効果と副反応のバランスを考慮して意思決定をする習慣や，政府が行うワクチン事業への理解が進んだこともあるのではないかと推察されます．

Step-Up ＜がん教育＞

平成24年のがん対策推進基本計画において5年以内に小学校から高等学校にいたるまでの子どもにがんに関する教育を行うことが目標とされ，実際には平成29年に小学校と中学校の学習指導要領に，平成30年には高等学校の学習指導要領に「がん教育」を実施することが明記されました．「がん教育」の実施にあたっては，がん診療を専門とする医師や看護師，がん患者会などのがん経験者からなる外部講師を学校に招いて授業をしてもらうように推奨されています．がん診療連携拠点病院（がん対策基本法のもと「質の高いがん医療」を提供することを目指して厚生労働大臣が指定した病院）に対して，地域の学校への講師派遣を検討するように働きかけがありました．私も数年前から，勤務する施設のある尼崎市内の中学校に年に1回出向いて，中学2年生を対象に「がん教育」をさせていただいております．

「がん教育」の目的は「健康教育の一環として，がんについての正しい理解と，がん患者や家族などのがんと向き合う人々に対する共感的な理解を深めることを通して，自他の健康と命の大切さを学び，ともに生きる社会づくりに寄与する資質や能力の育成を図る教育である」とされていますが，文部科学省から提供されている教育用のスライドはがんという病気についての説明，がんの原因（厳密には「リスク因子」であり，原因ではありません），がんの予防（これも厳密には，生活習慣の改善と健康診断を推奨しているだけです），大まかながんの治療法（手術・放射線・化学療法の3大治療）についてで，すでに40分の授業時間を使ってしまうことになります．とはいえ，生徒さんや先生方にも年間を通して学ばなければならないカリキュラムがあります．私ども医療従事者も業務の合間に出向くには制約があります．時間が足りないなかでも理念に近い教育効果を果たすためには，たとえ

ば教員の方々と内容を調整して，基本的なことをまず授業でやっていただき，その後に専門家として授業をして，最後に生徒さん同士での話し合いの場を持っていただいた内容をフィードバックしたものを拝見して疑問点に書面でお答えするなどの工夫が必要でしょう．理念はがん患者さんやがん体験者とそのご家族にも配慮した文章になっていますが，前述しましたように政府の本音のところの目論見としては，がんやほかの疾患になりにくい生活習慣を国民に身につけてもらい，たとえがんになったとしても適切に健康診断を受けてもらうことで早期発見をしてもらって，できるだけ医療費や医療従事者の負担を少なくしようということなのです．そのためには，これまでのように大人に啓発活動をしても効果的でない（実際に，がんに関する啓発活動に参加する大人はがん経験者あるいはその家族がほとんどであり，これからがんになるかもしれない人の参加はほとんどありません）ので，子どもたちに対して学校で教育していこうと考えたわけです．

JCOPY 498-02294

　後日，その病院の産婦人科外来を受診した時には，別の女性医師が診察をして
くれました．これも後で聞いたことですが，救急外来で診察をした男性医師は当
直のアルバイトで来ている医師だったそうです．その女性医師は，まずFさんの
仕事のことや家のことを聴いてくれました．医師にも同じ年ぐらいの子どもさん
がいるそうで，「大変だったわね」と声をかけてくれたときに，Fさんの眼から涙
があふれてきました．医師は近くにあったティッシュペーパーをそっと差しだし
て，しばらく待っていてくれました．

　その日も，すぐに診断がつくわけではありませんでした．子宮頸部を生検した
組織診，血液検査，骨盤MRI（核磁気共鳴画像法），胸部と腹部のCT（コンピュー
タ断層撮影）などの検査をしなければなりません．ただし，診察した印象につい
て医師からこう伝えられました．

　「Fさん，つらいことをいうけどいいですか？」

　Fさんは唾を飲み込みつつ小さく頷きました．その様子をみて，医師は話をつ
づけました．

　「これから検査をした結果が出ないと，はっきりとしたことは言えませんが，わ
たしが診察した印象では，子宮頸がんで骨盤の骨まで進んでいると思います」

　Fさんはそれがどういう意味なのかがわかりません．

「どういうことでしょうか？」

　「ごめんなさい．子宮頸がんのステージについて説明していいでしょうか？」

　医師は，図を用いながら子宮頸がんのⅠ期〜Ⅳ期まであるステージについて説
明しました．そしてステージによって治療法が違うこと，Fさんは少なくとも
ⅢB期まで進んでいるようで，手術はできないこと，抗がん剤を併用した放射線
療法の適応になるだろうと話しました．

　検査結果の説明のときには夫と一緒に受診するように勧められました．夫には，
救急車で運ばれたときに連絡が入りましたので，病名だけは伝えましたが，なに
せFさん自身も救急外来では詳しい説明を受けていなかったので，それ以上のこ
とを伝えることはできませんでした．しかし夫は，空いている時間にインター
ネットで子宮頸がんについて調べているようでした．夫は自分で調べた結果，「手
術ができないと言われている進行した子宮頸がんの患者さんが，術前化学療法を
受けてがんが小さくなったところで，腹腔鏡手術を受けて治癒した」という話に
行き当たりました．その患者さんが治療受けた病院もわかりました．夫の考えで

は，「手術ができない＝治らない」でしたので，必死の思いで手術ができる方法を探していたので，もはや運命すら感じる書き込みでした．

　説明の日が来ました．担当医はやはり子宮頸がんⅢB期であったこと，肺や肝臓への遠隔転移はないが，骨盤内の所属リンパ節への転移があると説明されました．担当医からは，化学療法同時併用放射線療法を推奨されました．Fさんは先日の外来でこの担当医が優しく話をきいてくれたことからお任せしようと思っていました．しかし，夫はとにかく手術ができるように持ち込みたくて，自分が探してきた施設へ紹介してくれるように主張しました．

　Fさんも，治療中は夫にも負担をかけることを考えると夫の意見に反対するわけにもいきませんでした．担当医からは進行した子宮頸がんへの術前化学療法に関するエビデンスがないことを説明しましたが，結局は夫の「治った患者がいる」という一点張りで押し切られました．

　その後，Fさんは紹介された病院で，術前化学療法を受けました．プラチナ製剤を2サイクル受けた時点でがんは小さくなったので，腹腔鏡下広汎子宮全摘術を受けました．見かけ上，子宮頸がんは根治できたように見えました．Fさんも夫も満足できる経過でした．

　ところが，手術をして5カ月後，Fさんはおなかの張りを感じるようになりました．首の付け根には硬いものが触れています．わずかに不安を感じました．このところ，仕事や家事をしていてもすぐに息が上がる気がします．とはいえ手術してまだ間もなく，仕事に復帰したばかりだったので当然かもしれないとやり過ごしていました．

　術後の検診は，家から通うことのできる，もとの病院で診てもらっていました．もちろん，あの優しくしてくれた女性医師に．そして，Fさんの不安が的中しました．

　「Fさん，腹水がたまってきていますね．また，胸にも少し水が溜まっているようです．首の付け根に触れるのはリンパ節ですね」

　「とても，言いにくいことですが…再発しているようです」

と女性医師は説明を始めました．多発リンパ節転移とがん性腹膜炎として再発しており根治が難しい状態になっています．

　この後，医師から全身化学療法の説明を受けることになりました．

JCOPY 498-02294

解説

▶システム1とシステム2

　Fさんの夫が陥ったバイアスを説明するにあたり，まず人間の意思決定がどのように行われているかを理解しておく方がいいでしょう．

　ダニエル・カーネマンは行動経済学という新研究分野の開拓への貢献により，2002年にノーベル経済学賞を受賞しました．彼の著書[3]の冒頭で，人間の意思決定の仕組みはシステム1とシステム2により説明できる **表2** としています．

　システム1とは直感的で素早い判断のことを指し，システム2とはシステム1の判断の後を追うようにゆっくりと起こる，論理的な思考と判断のことを指します．日常生活においてほとんどの意思決定はシステム1で行われているからこそ私たちはその都度立ち止まることなく様々な行為を実施できています．一方で，直感だけを頼りにしてはいけない状況を経験的に理解していて，「ここはいったん，立ち止まって考えよう」とシステム2を機能させていることになります．ここまで読んだみなさんは，「人間の意思決定は巧みな仕組みに基づいている」と納得されたかもしれません．しかし，残念なことに，人間のもつシステム2は怠け者であり，多くの場合，直感であるシステム1の判断を支持しようと働きます．

▶確証バイアス

　カーネマンは，人間は自分のもった直感的なシステム1による信念をまずは信じようとするものだと説明しています．Fさんの夫も，「がんは手術で切除することで治る」「抗がん剤や放射線療法は姑息的な治療（※患者の苦痛や症状の一次的な緩和のための治療）である」という直観を持っています．人間はシステム1による直観的な信念をシステム2で指示補強することに快楽を覚えます．皆さんもインターネット，とくにSNSで自分の考えと似た意見をみると気分が良く，逆に自分の意見にそぐわない意見があると不快に感じるのではありませんか？　大手プラットフォームが運営するSNSはこの仕組みを巧みに利用しており，皆さんの気分が良くなるような内容の書き込みをお勧めしてきます．Fさんの夫も，医師の説明を聞く前から，Fさんの病名と手術についてインターネットで検索をして，

表2　システム1とシステム2

システム1	早い判断	直感的
システム2	遅い判断	論理的だが，怠け者でシステム1を支持

手術で完治した患者さんの情報をたくさん入手して，気分が高揚するようになります．このような現象を「確証バイアス」と呼んでいます．

　一方で，Ｆさんの夫の信念に対して反対の意見，すなわち，このストーリーの場合には化学療法同時併用放射線治療をお勧めするという意見を述べますと，Ｆさんの夫のシステム１による信念が夫自身のシステム２による確証バイアスで強化されているところに不愉快極まりない情報をぶつける結果になってしまいます．

　さて，こうなった場合にどうすればいいのでしょうか？　必ず解決するという方法ではありませんが，この人間のもつ意思決定の仕組みを理解していれば対応が変わってくると思います．例えば，まずはＦさんの夫が手術を受けたいという主張をすることは無理もないことだと理解を示すことです．そのうえでＦさんの夫がどうして手術にこだわっているのかという理由を語ってもらうことでしょう．このときに注意すべきことは，語っている最中に，「でもね」などと否定的な合いの手をいれずに，違和感を持ったとしてもその場は「そうなんですね」「なるほど，そうお考えなのですね」といったんは肯定することでしょう．

　ここからは少し疾患特性の強い話になりますが，子宮頸がんの治療において手術が可能なＩＢ〜ⅡＡ期の進行期の方であっても，手術療法と化学療法同時併用放射線療法の生命予後は同等であるというエビデンスがありますので，夫の主張がひと段落したところで医師から説明をしていくことになるでしょう．こちらから伝えたいことは，子宮頸がんに対しては放射線療法も手術と同様に根治可能であるという事実です．

　この事実を踏まえたうえで，手術ができないぐらいに進行した子宮頸がん患者に対して，抗がん剤治療でがんを小さくしてから手術（術前化学療法）をするのは妥当であるかという疑問について投げかけます．実は，これもある程度の答えが出ていて，進行した子宮頸がんに対して術前化学療法をしてからの手術を行うことはお勧めできません．

　また，子宮頸がんに対する手術療法において腹腔鏡手術を行うことの是非について，海外で行われた大規模臨床試験において腹腔鏡手術は開腹手術と比較して治療成績が劣る[4]という結果がでています．この臨床研究において，手術適応や手術方法について十分な質の管理が行われていないとして，日本を中心に子宮頸がんに対する腹腔鏡下手術の有効性と安全性を検証する臨床研究が実施されています．

　これらのエビデンスをまとめますと，Ｆさんのような手術適応のない進行子宮頸がんに対して術前化学療法を行ったうえで腹腔鏡下手術を行うという治療方針はかなり突飛な考え方であり，この治療法を患者に薦める医師側も「がんは手術で切除しないと治らない」という信念にとらわれているのかもしれません．とは

いえ，インターネットの情報といっても，その施設で術前化学療法をして手術を
して完治した患者が実在しているのも事実でしょう．臨床試験の結果はあくまで
も統計的な解析の結果であり，個別の患者の経過を予測するものではない以上，
なんとかして腹腔鏡手術を受けたいという欲求をもっている人が術前化学療法や
腹腔鏡下手術の効果と安全性の臨床試験の結果を理解したうえで，なお術前化学
療法後の腹腔鏡手術を希望される場合にどうするのかという疑問は残り続けます．
私の意見としては，医師がそのような治療を一般臨床として薦めることは間違っ
ており，倫理的配慮がされ，計画された臨床研究によってのみ行われることが許
されるものと考えています．

　みなさんもこのようなギャンブル的な治療を望まれる患者さんやご家族にしば
しば遭遇されることでしょう．どうして目の前の患者さんはこちらの薦める標準
療法ではなく，エビデンスの乏しい治療を選択するのかについてさらに深堀りし
たいと思います．

▶プロスペクト理論

　ダニエル・カーネマンが提唱した理論の中で最も有名なものが，プロスペクト
理論です．

　がん治療に限らず，私たちの生活にはたくさんのリスクが存在しています．降
水確率が何％であれば傘を持っていくか，あるいは自動車を購入するときにどの
程度の任意保険に加入するかなど，もし，AI に意思決定をさせるとしたら，同じ
条件のもとにある人どうしで選択結果が異なることはないでしょう．しかし，現
実には人によって選択が変わっています．しかもそれは，選択肢の発生確率とそ
の際の満足度で測った利得を掛け合わせた数学的期待値（期待効用）で予測する
こと，すなわち期待値を測ることのできる各種の条件を代入するような方法では
決定できないことを，カーネマンらは明らかにしました．

　カーネマンらは，リスクがあるときの人間の意思決定において，確実性効果と損
失回避という2つの特徴があり，それらをまとめてプロスペクト理論としました．

a. 確実性効果

　医療行為，とくに，がん治療の意思決定をする場面は，不確実な条件が情報と
して与えられます．Fさんの治療を選択するために医師が提示するエビデンスに
おいても，化学療法同時併用放射線治療の治療成績と術前化学療法後の手術療法
を比較したときに，化学療法同時併用放射線治療の方が優れていると言っても，
放射線治療の成績が100％で手術療法が0％というわけではありません．読者の

方の中には，「100％だったら決められるのに！」と思った方もおられるのではないでしょうか？ 人間は，100％と0％という確率を好んで選択する傾向があります．100％や0％というのは，「確実」ですが，そこから少しでも離れていると，「不確実」であると判断します．人間は0％に近いが0ではないという確率の損失に対しては，数値よりも起こりやすく感じとり，100％に近いが決して100ではない確率の利得に対しては，その数値より起こりにくく感じとってしまうのです．

Fさんの例で，夫は直感的なシステム1による「手術療法が優れているはず」という信念をインターネットでみつけた特定の個人の闘病記で補強している状態にあります．彼にとっては「手術ができる」が「利得」であり，「化学療法同時併用放射線療法しかない」は「損失」というフレームができ上ってしまっています．一方で，医師はエビデンスに基づいて「手術の方が損失で，放射線療法の方が利得である」という説明を展開することでしょう．

このときに，Fさんの夫はこう考えているにちがいありません．「手術療法で治る確率は0％ではないですね？ あなたの薦めている放射線療法で治る確率は100％ではないですよね？」

b．損失回避

プロスペクト理論のもう1つの柱は損失回避です．簡単に言うと，人間は損をするときの方が得をするときよりも感情が強く動くという原則です．例えば，1000円を得るときの喜びを数値にしてみます．次に1000円を失ったときの悲しみを数値にしてみます．これらの数値を比較した時に，悲しみの数値は喜びの数値のおよそ2.5倍であることをカーネマンらは算出しました．

Fさんのケースで，夫は「手術ができない」ということを損失ととらえています．医師が手術以外の治療をお薦めしたところでそれを損失だととらえている間は，損失を回避するために，できる限りのことをしようと考え始めます．

例えばFさんのケースとは異なり，比較的早期のがんと診断した直後にする，初回治療の説明ではどうでしょうか？（患者さんによっては，がんと診断されただけで，死を現実的にとらえる人もいるでしょうが）．多くの患者さんは，「今，元気に生きていること」を参照点（損得勘定の基準点）にして，これからのものごとと比較して評価します．ですから，どちらかというと，あまり現実味のない「がんによる死」を損失と考えて，「がんを治す」ことを利得ととらえるよりも，手術や抗がん剤の治療によって，「今の（治療を受ける前の）元気な状態が失われること」を損失として重くとらえます．

表3 のように患者・家族と医師との間では，その参照点に違いがあります．毎

表3 患者・家族と医師の「利得」と「損失」の参照点の違い

	利得		損失	
	患者・家族	医師	患者・家族	医師
Fさんのケース	手術ができる	CCRT	手術ができない	手術を選ぶ
早期がんの初回治療	今の生活の維持	標準治療によりがんを根治する	治療の有害事象	がんが進行する

日のようにがん患者さんと向き合っている医師はがんという病気が日常的なものであり，がんである状態を参照点に，病気が良くなるのを「利得」，病気が悪くなるのを「損失」と考えます．一方で患者・家族は元気な状態を参照点にするので，有害事象が少ない（多くの患者さんやご家族は薬剤による有害事象を多く見積もり，手術による有害事象を少なくとらえています）効果的な治療で元の状態にもどることを基準にして考えますので，副作用が強いと認識している治療を忌避する傾向にあることはご理解いただけると思います．

c. フレーミング効果

　例えば，「手術を受けると95％の人が5年後，生存しています」という説明Aと，「手術を受けると5％の人が5年以内に亡くなられます」という説明Bは，合理的に考えれば，まったく同じ内容を述べているにもかかわらず，受け取る側の印象が異なるので，Aの説明を聞いて手術を受ける同意をする人と，Bの説明を聞いて手術を受ける同意をする人の割合が異なってしまいます．

> 説明A「手術を受けると95％の人が5年後，生存しています」
> 説明B「手術を受けると5％の人が5年以内に亡くなられます」

　このように，プロスペクト理論の確実性効果と損失回避を背景にして，説明AとBのような使い分けが可能になります．
　「手術を受けると95％の人が5年後，生存しています」という説明Aは生存という利得に焦点をあてていますので，これを「利得フレーム」といい，「手術を受けると5％の人が5年以内に亡くなられます」という説明Bは亡くなられるという損失に焦点をあてていますので，「損失フレーム」といいます．説明する「フレーム」によって，受け手の意志決定に影響を与えることを「フレーミング効果」と言います．
　確実性効果と損失回避の考え方によると，説明Bは死亡という損失に焦点をあてているためにその損失が5％とわずかなものであったとしても損失を回避しよ

うと考えます．損失が0%にかぎりなく近くても0%ではないという不確実性により，数値以上に損失を大きく感じ取ってしまうのです．説明Aの場合も利得が100%ではないということはたしかに数値ほどの利得を感じ取れないのですが，同じ5%であっても損失の方を大きく感じてしまうというのが損失回避の考え方であることは前述したとおりです．

　したがって，説明Aの方がBよりも同意取得率が高くなると言えます．実際に，同じような実験で，このことはあきらかにされています．がん患者を対象として行われた「この治療を受けると90%の人が治ります」という利得フレームの文章を提示した場合と「この治療を受けても10%の人は治りません」という損失フレームの文章を提示した場合では前者の方が同意率で10%高くなりました．この傾向は90%という数値を70%，50%，30%，10%と変化させても同様でした[5,6]．この例の場合，医療従事者としては，患者さんに手術を受けることに同意してもらいたいと思うのが自然なので，わざわざ損失フレームで説明する人はいないと思います．

　ところが，再発治療や，緩和ケアセッティングの場面になると，案外，この仕組みを考えずに，好ましくないフレームで説明してしまいがちです．

　たとえば，化学療法抵抗性の患者さんに対して，医師が抗がん剤治療をお薦めしようと，「この抗がん剤を単剤で投与したときの奏効率はおよそ20%です」という利得フレームで説明すると，患者さんはとても積極的な印象を受けることになります．ここに，さらに積極的な印象を与えようとするならば，「奏効率はおよそ20%です」を「5人に1人に効果があります」と置き換えた利得フレームでの説明をすることもできます（百分率で伝えるより，何人中に何人と伝えられる方が同じ確率でも「おこりやすく」感じます）．ここでがん治療に関して十分なトレーニングを受けて臨床経験も豊かな医師であれば，抗がん剤の良し悪しを奏効率で説明すること自体が誤りであり，生存期間あるいは無増悪生存期間で示すべきと言われるでしょう．たしかに正しい意見であると私も思います．しかし，生存期間や無増悪生存期間の中央値を数値で伝えたときに，その数値を利得としてとらえることが患者さんやそのご家族にできるのかというと，ここまで読み進めていただいた方には「それは望めない」と感じるのではないでしょうか．生存期間から感じ取れるものはその期間の終わり，すなわち「死」という損失でしょう．

　それでも奏効率はさすがにおかしいと考えたときには，生存曲線（カプランマイヤー曲線; **図1** 参照）とハザード比を示すと「利得」ととらえやすいかもしれません．

　繰り返しになりますが，この項の冒頭でお示しした説明AとBのように利得の

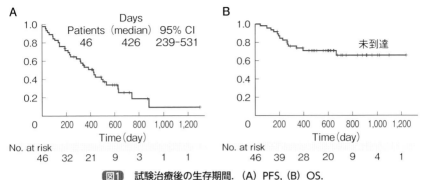

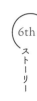
図1 試験治療後の生存期間. (A) PFS, (B) OS.
PFS: 無増悪生存期間, OS: 全生存期間, CI: 信頼区間.
(J Gynecol Oncol. 2021; 32: e64. https://doi.org/10.3802/jgo.2021.32.e64)

確実性が95%とかなり高い場面で, どちらのフレームを選択した方がいいかは, 患者さんの性格によらず, 比較的, 容易に選ぶことができることでしょう.

しかし, 最後にあげた例のような, 進行がんや再発後の治療, 緩和ケアセッティングのように, 利得の確実性が低くなってくると, 「利得フレーム」と「損失フレーム」の選択は理論だけでは説明できないこともまだあります. 現時点で言えることは, 患者さんにとって好ましい「おススメ」を設定したうえで, 患者さん自身の性格に配慮したフレームを選択した方がいいでしょう. たとえば, 元来, 怖がりの人に, 「損失フレーム」を用いると, 治療に必要な同意を得ることが困難になります. また, 極度に楽観的な人に対して, 「利得フレーム」を用いると同意は得られるかもしれませんが, 意思決定とは別に, 治療による合併症や有害事象について, まったく考えていないということが起こりかねません.

さて, このような本人の性格を考慮に入れずに, 多くの人間の一般的な傾向として, 直面しているリスクに対して, リスクをとろうとするのか（リスク追求的）, あるいはリスクを避けようとするのか（リスク回避的）による分類が, 確実性効果と損失回避の考え方に基づいた「4分割パターン」としてまとめられています **表4**.

この4分割パターンによると, 「生」という利得の確率が高い局面, すなわち, 比較的早期に発見されたがんに対する初回治療を説明するというような場面では, こちらの予想（「初期のうちに見つかったのだから, 早々に手術を受けたら, 根治できるはず」）に反してリスク回避的になる傾向があり, 反対に, 「死」という損失の確率が高い場合, 終末期に差し掛かっているような場面では, 患者さんやご家族には事実を丁寧に説明すればするほど, リスク追求的になる傾向にあると言

表4 4分割パターン

	利得局面	損失局面
高い確率 確実性の効果	95％の確率で5年間生存できる 万一の失敗をおそれる リスク回避 合理的には不利な選択肢でも 受け入れてしまう	95％の確率で5年以内に死ぬ 何とか損を防ぎたい リスク追求 合理的には有利な選択肢でも 却下してしまう
低い確率 可能性の効果	5％の確率で5年間生存できる 大きな利得を夢見る リスク追求 合理的には有利な選択肢でも 却下してしまう	5％の確率で5年以内に死ぬ 大きな損失を恐れる リスク回避 合理的には不利な選択肢でも 受け入れてしまう

えます.

⋯ *Take Home Message* ⋯

- コミュニケーション研修会としては，Vital Talk 以外にもさらに研修時間が短縮され，がん以外の疾患にも汎用性のある SICP（Serious Illness Conversation Program）があります.
- 病気を診る前に，人として見ること. 患者さんの家族・仕事・趣味・大切にしていることなど病気以外のことを尋ねることで，「人間としてみています」というメッセージにもなります.
- がんの原因（リスク因子）や予防（健康診断やワクチンなど）について啓発するときにはすでにがんを体験された方々への配慮をしましょう.
- システム1は直感的で素早い判断で，システム2はその後に起こる論理的な判断です. しかし，システム2は怠け者でシステム1の判断を追従する傾向にあります.
- 人間はシステム1による判断を支持するような情報を集める傾向にあります（確証バイアス）.
- 人間の意思決定において，確実性効果と損失効果という2つの特徴があり，それらをまとめたプロスペクト理論があります.
- 同じ現象を説明する場合にも「利得フレーム」と「損失フレーム」があり，状況や相手の性格によって使い分けることができます.
- 直面しているリスクに対して，リスクをとろうとするのか（リスク追求的），あるいはリスクを避けようとするのか（リスク回避的）による分類が，確実性効果と損失回避の考え方に基づいた「4分割パターン」としてまとめられています

【文献】

1) 内富庸介, 藤森麻衣子. がん医療におけるコミュニケーション・スキル. 悪い知らせをどう伝えるか. 東京: 医学書院; 2007.
2) Paladino J, Bernacki R, Neville BA, et al. Evaluating an intervention to improve communication between oncology clinicians and patients with life-limiting cancer: A cluster randomized clinical trial of the serious illness care program. JAMA Oncol. 2019; 5: 801-9.
3) ダニエル・カーネマン, 著. 村井章子, 訳. ファスト&スロー. ハヤカワ・ノンフィクション文庫; 2014.
4) Ramirez PT, Frumovitz M, Pareja R, et al. Minimally invasive versus abdominal radical hysterectomy for cervical cancer. N Engl J Med. 2018; 379: 1895-904.
5) Yoshida S, Hirai K, Sasaki S, et al. How does the frame of communication affect patients decision?: from behavioral economics' point of view. 19th World Congress of Psycho-Oncology Berlin. 8/18; 2017.
6) 大竹文雄, 平井 啓. 医療現場の行動経済学 すれ違う医者と患者. 東京: 東洋経済新報社; 2018.

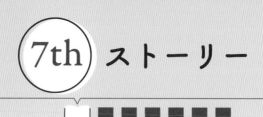

登場人物の紹介

Gさん; 67歳, 男性, 無職, 独居. 妻とは2年前に死別.
長男: 39歳, 会社経営.
Gさんは元会社員で長年勤務していた企業を定年退職後, 妻と二人暮らしをしていましたが2年前に妻が死去したあとは一人暮らしを続けています. 在職中からの貯えと退職金と年金があり生活には困っていません. 趣味はギター演奏で, 大学生のころはミュージシャンを目指して友人たちとバンドを組んでいました. かつての勤務先の最寄り駅の近くにライブハウスがあり, そこに元同僚やそのライブハウスで知り合った友人たちと月に1回程度セッションをするのを楽しみしています. 日頃は自宅でセッションに備えてギターの練習をしていました. 結婚前から一人暮らしには慣れており, 食事・洗濯・掃除などはすべて自分でこなしています.

Gさんの長男は東京都内の有名私立大学を卒業した後にそのまま都内の広告代理店に就職しました. 5年ほど勤務した後に同僚とともに小規模な会社を立ち上げて現在に至っています. 会社の経営は順風満帆とは言えませんが, なんとか存続しています. 事業規模を広げられるほどでもないためGさんも手伝いに入り, 元同僚など数名のスタッフだけで運営しており, 現場からマネジメントまで幅広く働いているため, 休みはとれません.

📖 診療の経過

　Gさんは1年ほど前に乾いた咳が出て止まらないので, 風邪でもこじらせたのかと思って, 自宅近くにあるかかりつけ医で診察を受けました. かかりつけ医からも風邪だと説明されて投薬を受けました. Gさんは医師の指示通りに薬を飲んでいましたが咳は治まる気配がありません. 風邪だという割には熱も出ないし, 喉も痛くならない. 鼻水も出ません. Gさんは診療所ではなく地域にある小さな病院の内科にかかりました. 2週間以上咳が続いているという話をすると担当医は胸のX線写真を撮りますと言いました. GさんはX線写真を撮った後, 待合室のベンチで座っていました. Gさんの順番がきて診察に呼びこむアナウンスがさ

れました．診察に入ると担当医が胸のX線写真をみていました．担当医の眉間に
わずかにしわが寄っていることにGさんは気づきました．

　担当医から告げられた病名は肺がんの疑いでした．その病院でがんの治療はで
きないのでバスで半時間ぐらいのところにある大学病院の呼吸器内科に紹介され
ました．

　血液検査やCT検査，気管支鏡検査などの結果，非小細胞がんで両側肺にたく
さんの原発巣があって肺の周囲や首の付け根や腋のリンパ節も多数腫れており，
首の骨にも転移がみつかりました．手術の適応はなく抗がん剤治療を受けること
になりました．

　最初の半年ほどは抗がん剤を組み合わせた治療が行われましたが，期待したほ
どの効果がありませんでした．遺伝子変異の検査では変異は見つからずGさんの
がんに応じた分子標的薬はありませんでした．免疫チェックポイント阻害薬が使
えそうなので3週間に1回の点滴を受けることになりました．一度目の点滴を終
えてしばらくは，特に自覚されるような有害事象はありませんでした．しかし，2
度目の点滴を終えてしばらくすると，皮膚症状が強く出てきました．担当医より
皮膚科を受診するように勧められました．皮膚科では症状を緩和するために塗り
薬を処方されました．Gさんは皮膚科の医師が指導したとおりに塗り薬を塗りま
したが，改善するどころか皮膚のかゆみや発赤が全身に広がっていきました．3
度目の点滴は延期することになりました．同じころ，Gさんは以前と比べてかな
り食欲が落ちてきました．体重が2週間で3キロぐらい落ちました．また，自分
の気持ちをうまく人に伝えられなくて，もどかしく感じられるようになりました．
さらには担当医やほかの人の説明が複雑になると理解できなくなってきました．

　治療ができないまま1カ月半ぐらいが経過した時に，Gさんはとうとう食事が
とれなくなり意識が低下してきて救急車で病院に運ばれてきました．搬送されて
きた当初，担当医はGさんが食事をとれなくなり脱水を起こしたぐらいに考えて
いました．しかし，点滴をして脱水を補正してもGさんはうまく話せるようにな
りません．Gさんは言葉にならない大きな声を上げるようになりました．とくに
それは夜に続いたので，夜勤の看護師はどうしたらいいのかわかりませんでした．
病棟の看護師たちは担当医が適切な診断と治療をしていないせいであろうと考え
て，担当医を責めるようになりました．担当医はコミュニケーションのとれない
Gさんと責め立てる看護師たちの間で悩んでいました．しかし，彼の業務は他に
もたくさんあったので，解決策を思いつかないGさんのことは後回しになりがち
でした．それがさらに病棟看護師たちの怒りにつながり，まさに負の連鎖が働い
ていました．

▶もやもやのすすめ

　読者のみなさんもご存じの通り私はがん診療にたずさわると同時に緩和ケアチームのリーダーもしております．私の勤務している関西労災病院（兵庫県尼崎市）の緩和ケアチームは病棟を持っておらずコンサルテーション業務をしています．コンサルテーション業務とは，患者さんや担当医の希望により相談を受けると患者さんのもとに行ってお話を伺って，診察をし，さらに病棟の看護師さんたちや担当医のお話も伺いアドバイスをするという仕事です．私たち緩和ケアチームの提案した処方やケアを実施するかどうかは最終的に病棟看護師や担当医により判断されて実施されることになります．

　相談される内容は多岐にわたります．とにかく困ったら気軽に連絡をしてもらえるようにするのがコンサルテーション業務をするものの在り方です．ですので，Gさんのような状況になり手だてが困難になったときに相談を受けるケースは珍しくありません．そして，手だてが困難な事例に直面したスタッフは往々にして良好な連携を失っています．

　このような医療チーム内の良好な連携を失っている状況で緩和ケアチームへ依頼してくる場合，担当医が緩和ケアチームの介入について快く思っていないことがしばしばです．彼にとっては，さらに口うるさい敵が参入してくるぐらいに思うことでしょう．こういったときにまず緩和ケアチームが行うべきこと（私はめったに「べき」を使いませんが，ここは「べき」と言いたい）は，担当医をねぎらって，つらい気持ちに寄り添うことです．いち早く解決策を提示することではありません．専門職としていち早く問題解決をはかる姿勢は必要ですが，問題解決を急ぐあまりに解決策だけを並べ立てると，相談している側は「責め立てられている」というマインドに陥ることになるでしょう．

　繰り返しになりますが，専門職・プロフェッショナルとして常にベストあるいはベターな結果を実現するために手を尽くす姿勢は大切です．医療従事者の顧客は心身に困りごとを抱えている患者さんやその家族ですから，問題解決アプローチが基本になることは間違いないでしょう．一方で，医療が不確実なものであることを医療従事者であればだれもが知っています．いかなる名医であっても人間を不老不死にすることはできません．ここで私はあえて「名医」という言葉を使いました．メディアにあふれている「名医」「神の手」「スーパードクター」「失敗しないので」という言葉は，知らず知らずの間に医師の首を絞めているような気がします．顧客である患者とその家族だけでなく周囲の医療チームのスタッフや医師本人の中には，「医師たるもの病気を治してナンボ」という考えが根強いので

はないでしょうか．これはまるで，「男の子だから我慢しなさい」「男の甲斐性」などと刷り込まれて育ってきた男性が今の社会で生きづらさを感じているのと似ているような気が私はしています．

このストーリーの続きに記述しますが，残念ながら G さんの病状の回復は見込めません．特に担当医は周囲から問題解決を期待されるからこそ，解決できない至らなさで「もやもや」した気持ちを抱えることになります．

人間はだれしも，自分に都合がよくない，あるいは予想に反した現象を目の前にするとある種の違和感として「もやもや」した気持ちを抱えることになります．そして，その「もやもや」を払拭しようとして戦ったり逃げたりします（闘争逃走反応; Fight−Flight Reaction）．

「男の子だから我慢しなさい」と言われつづけていると「男としてこうあるべき」という関心が生まれてくるように，医療従事者はいつしか「医療従事者とはこうあるべき」という考え方に固執するようになります．そして，「こうあるべき」に相反する事象を目の前にすると嫌悪感や違和感をもち，責任転嫁や攻撃や逃避行動をとることで事態をさらに悪化させてしまうことになります．

しかし，嫌悪感や違和感が生じることを止めることはできません．むしろ自分に都合の悪いことや予想に反するできごとに気づく能力は生きていくうえで最も大切な能力の１つでしょう．気づかないことには対応も問題解決もできないでしょう．そこで私が学んでいるエッセンシャル・マネジメント・スクールでは自然に発生する嫌悪感や違和感を忌み嫌うのでなく，「もやもや」と名づけて肯定的に受け止めています．自分に都合の悪いことや予想に反するできごとをそのまま認知したうえで，負の感情を招いて無駄な戦いを挑んだりその場から逃げてしまったりしないために「もやもや」と名づけてその場にいる人たちで共有し，辛いことや困りごとをシェアすることで，一人に集中している精神的な負担を軽くすることをめざしています．

　緩和ケアチームの勧めもあり，神経内科医に相談して理学所見や画像診断をした結果，がんの進行に伴って脳梗塞を引き起こす「トルソー症候群」ではないかという診断になりました．

　Gさんの担当医や神経内科医，病棟看護師，緩和ケアチーム，ソーシャルワーカーなどがGさんの今後について話し合いました．医療者の判断としてはGさんが回復する見込みはなく，がんに対する積極的な治療は推奨できません．そのため，今後の療養先をみつけていこうという話になりました．Gさんが搬送されてきたとき，Gさんの長男には担当医から連絡をしていましたが，すぐに病院に来られませんでした．今のGさんの様子からGさんが自分の意思でこれからのことを決めること（意思決定能力）はできそうもありません．担当医はGさんの長男ともっと話をしておけばよかったと後悔しました．

　Gさんが「トルソー症候群」と診断されてから1週間経過しました．Gさんは，声を発しますが言葉にはなりません．なんだかもどかしそうに見えます．そこにようやくGさんの長男が面会に来ました．長男はGさんの変わり果てた様子に驚いていました．そして，担当医と話がしたいと言いました．もとより担当医もGさんの長男と話をしなければならないと思っていましたので，少し待ってもらって病状説明と今後のことを話し合うことにしました．

　担当医からこれまでの経過を説明しました．病棟の担当看護師と緩和ケアチームから2名が同席しました．はじめ，長男は治療ができなくなってから入院するまでの間になんとかできなかったのかという思いを表出されました．担当医は長男の思いを受け止めて「私たちも同じ思いです．なんとかしてあげようとしていたのですが，ご期待に沿えずに申し訳ないです」と言葉かけをしました．長男もGさんのそばにいてあげられなかったことを悔やんでいるようでした．担当看護師からも「息子さんがご心配されている気持ちはよくわかっています．私たちもみんなで話し合ってGさんにとっての最善を考えていますので，一緒に考えませんか」と肯定的な声掛けをしました．

　長男はときおり涙を見せていました．そのたびに沈黙の時間がながれました．しばらくすると長男から，「父が十分に頑張ってきたことやみなさんにお世話になっていることは理解できました．一緒にこれからのことを考えていただきたいです」と頼まれました．

▶肯定ファースト

　前述しておりますが，著者が構造構成主義/本質行動学を学んでいるエッセンシャル・マネジメント・スクールにはクレド（組織のメンバーが心がける信条や行動指針）があり，その中で最も重視されているのが「肯定ファースト」です．大切なことなので，ここで今一度「肯定ファースト」について話しておきます．

　人間は他者から自分自身の存在を認めてほしいという欲求があります．「承認欲求」という言葉を耳にされたことがあると思います．ただ，「承認欲求」というとなんだかネガティブな響きを感じ取られるかもしれません．よく考えてみてください．みなさんはもれなく生まれてすぐは自分一人では何もできない存在だったはずです．泣き声をあげたり笑ったりして周囲の大人にシグナルを送って自分を認めてもらおうとしたはずです．そして，もう少し大きくなると褒められたり可愛がってもらったりしてもらうために相手に喜ばれることをしようと努めるようになったことでしょう．ときには泣き声をあげるのと同じように，相手にとって不都合なことをわざとしたこともあったのではないでしょうか？　人間が生きていくためには他人からの承認を必要とします．だから他人から承認され肯定的に受け止められると安心できます．反対に否定されると不安な気持ちになります．これはごく自然なことなのです．

　前提として，相手の存在や言動を肯定的に受け止める態度で臨むことを「肯定ファースト」と名づけて常に意識しようとします．なぜならば，目の前にいる相手に対して肯定的な態度をとることは簡単なようで常に意識しておかないと保てないからです．相手の態度や言動が自分の価値観にあわない場合には，どうしてもそのことを指摘して修正したくなります．よくよく考えますと，それはこちら側の「承認欲求」が露出してしまっているだけなのです．「肯定ファースト」というと，「なんでも肯定しろ」ととらえられるかもしれませんが，そうではありません．意にそぐわないことでもいったんは受け止めて，「あなたの言っていることを理解していますよ．あなたがそう考えるのも無理ないことです」と伝えることです．けっして「私もあなたと同じ考えです」という意味ではありません．

　ちがう人間同士で話をすると，大切にしていることや正しいと思っていることも違います．「あなたが大切にしていることがよくわかりました」と伝えたうえで，相手が大切にしていることを前提にしてこれからのことを話し合うようにしたいものです．このストーリーでは担当医や病棟の担当看護師がうまく対応できています．おそらく緩和ケアチームからもアドバイスがあったことでしょう．

▶意思決定能力

　このストーリーのGさんは，「トルソー症候群」のために言葉を発することができません．医療チームはGさんを意思決定能力のない状態だと判断しているようです．はたして，それは本当なのでしょうか？

　意思決定能力を判定する場合に，Gさんのような「トルソー症候群」であったり，認知症，学習障害，人格障害などの精神科でつけられるような診断名により先入観をもつことは禁物です．構造構成主義的な説明をしますと，私たちが使っているコトバは，無数の現象から作られている世界の一部をきりとって名付けているものになります．世界からどのような形や範囲を切り取るかは，その人が決めています．ここでは，医療従事者が患者さんを病名で分類することが「診断」です．たくさんの人間がいるなかで，ある特徴のある共通部分をきりとって「病名」をつけているだけであり，「病名」は一人一人の人間を過不足なくとらえきったものではありません．

　「トルソー症候群」といっても，Gさんのように言葉が話せなくなっている方もいれば，「高次機能障害」と呼ばれる記憶や注意や社会的行動に障害があっても，簡単な会話は問題なくできるという方もおられます．Gさんは自分から言葉を話すことはできないとしても，もしかするとこちらの言っていることはある程度は理解できるかもしれません．そして，なんらかの方法で意思表示ができるかもしれないのです．

　一般的に意思決定能力を判断するときに注意すべきことは，①説明を聞いたことを自分の言葉で説明し直せる，②自分の大切にしていることを説明できる，③医療行為の長所と短所を自分の言葉で説明できる，などがあげられます．そして言葉で説明できなくても意思表示できる場合もあると考えておいた方がいいでしょう．

　これらの意思決定能力の判断方法は，一人の人にとって一通りの判断だけがなされるというわけではないことも大切です．なにについて意思決定をするのかでも意思決定能力の有無は大きく変化します．「今，食べたいもの」を意思決定することはできるが，「国政選挙でどの政党に投票するか」の意思決定はできないということは私たちが日ごろ接する特に病気を持たない人たちでもありえることだと思いませんか．

　Gさんに対しても「家に帰りたいですか？」という質問をしたときに，なんらかの方法でYes/Noを表明する可能性はあるでしょう．それは日ごろケアをしている看護師が気づけることかもしれません．

JCOPY 498-02294

意思決定支援をするにあたっては相手の意思決定能力を判断することはきわめて重要です．ただし，意思決定能力がある・なしだけを判断してしまうのではなく，その人がどの程度の内容であればどのような意思をどのような方法で表明できるのかを知って，それに応じた方法で意思決定支援をすることが求められます．これを「合理的配慮」と言います．

▶代理意思決定

「代理意思決定」というと，家族が患者の代わりになんでも決めてしまっていいというとらえ方をされるかもしれませんが，決してそんなことではありません．

財産管理には後見人制度が法律で定められているように，医療における意思決定を患者本人になりかわって決定するという「代理意思決定」が法で定められているわけではありません．医療においては本人の意思が最も重視され，本人の意思と家族の意思が相反する場合は本人の意思が優先されます．

とはいえ，患者さんの生命の危機にある場合の意思決定において家族の意向を無視してしまうと，結果的に患者さんがお亡くなりになったときに紛争になる危険性があります．紛争にならずともご家族の気持ちに大きな傷を残すことになるでしょう．だからといって，患者さんの意思よりもご家族の意向を重視しておけばよいことよいというわけではないと十分に理解しておくことでしょう．

前述しましたように合理的配慮にもとづいて患者本人の意思を確認するという努力が必要です．それでも患者本人から知ることができないことがあれば，家族や医療従事者で話し合うことになります．話し合いの際に大切にすることは，「私はこうした方がいいと思う」という思考ではなく，「Gさんが意思決定できたとしたらきっとこう決めるにちがいない」ということを一緒に探す姿勢です．過去にGさんが言っていたこと，やっていたこと，大切にしていた物事を寄せあって，Gさんなりの意思決定をGさんに成り代わってやろうという姿勢が大切です．

このことを踏まえると，後述しますDNAR（Do Not Attempt Resuscitation）の意思決定支援の際に医療従事者がやってしまいがちなことに気がついてもらえるのかもしれません．「やりますか？　やめときますか？　こちらは決められませんので，あなたが決めてください」というインフォームド・チョイスは避けた方がいいと私は思っています．

ここまでの話を 図1 のようなフロー図にしておきます．

このフロー図を解説しますと，患者に意思決定力があると判断される場合はまず患者と話し合うことで納得いただけるものと思います．意思決定支援が必要な場面で患者の意思決定能力がないと判断される場合には，事前指示書のあるなし

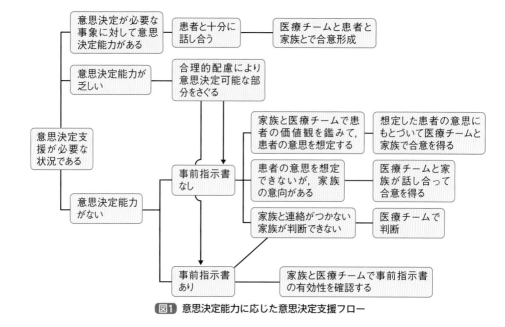

図1 意思決定能力に応じた意思決定支援フロー

で対応が変わってきます．事前指示書がある場合はその有効性を家族（患者が大切に思っている人を含む）と医療チームで確認をしたうえで合意形成をします．家族と連絡がつかない，あるいは家族がいないなどの他者に意思決定をゆだねられない場合は医療チームで判断することになりますが，生命維持にかかわる重大な意思決定の場合には倫理コンサルテーションチームなどの介入も必要となるでしょう．事前指示書がない場合はとくに問題となります．ダイレクトに家族の意向が優先されるわけではないということをよく理解しておきましょう．患者の生命維持にかかわる意思決定を家族に丸投げしてしまうと，家族がストレスを抱えることは間違いありません．そういう態度の医療者の前では，家族もあらゆる医療行為に対して「できる限りのことをしてください」と積極的に受け入れることになります．また，医療行為の「差し控え」や「中止」を選択した家族は将来にわたって自身の決断の結果で患者の生命が短縮されたのではないかという疑念や後悔を抱え続けることになるでしょう．大切なことは，「一緒に考えましょう」と言葉かけをして意思決定支援を開始することと，まずは患者が再び意思を表明できたときのことを家族と医療チームで話し合って，「患者が仮に意思を表明できたとしたらどういうだろうか？」という視点で意思決定をしていくことです．けっして家族の価値観だけで物事を決めるのではないということを，家族にもよ

く理解してもらうことが重要だと思います.

Step-Up ＜事前指示と DNAR（Do Not Attempt Resuscitation）＞

　終末期と判断される患者さんに対する心肺蘇生や延命治療の必要性については疾患や診療科単位で考え方がちがうことでしょう. ここではみなさんが勤務されている（あるいは診療を受けている）施設や個別の患者との事前指示や DNAR（Do Not Attempt Resuscitation）について話し合うために言葉の整理をしたうえで, 具体的にどのように考えればいいかをお示ししたいです. その前に私が「言葉の整理をしたうえで」といった意図, どうして言葉を整理する必要があるのかを説明します. このことは意思決定支援だけでなく普段の他人とするコミュニケーションにとってきわめて重要なことですのでよく理解していただけるとありがたいです.

　私の勤務している施設でもそうなのですが, 患者さんがお亡くなりになられるかあるいは, お亡くなりになりそうな状態に陥ることを「急変」と名づけて診療録および指示簿, 患者さんや家族に説明するときの説明文や同意書, さらには医療従事者間での話し言葉として多用されています. みなさんが使われている「急変」って言葉の意味はなんでしょうか？「急変」の意味をきちんと説明できるでしょうか？ 説明できたとしても, みなさんが使っている「急変」という言葉を受け取った相手は, みなさんが意図しているような意味で解釈できているのでしょうか？

　みなさんは普段使っている言葉の意味のほとんどを辞書で調べて覚えたわけではなく, 人とのコミュニケーションを繰り返す中で体験しながら会得してきたことでしょう. そして, この体験からの言葉の会得の多くは他の人が使っていた言葉の物まねから得ています. 小さな子どもや学校の授業でもない限り, はっきりとこういう意味で使っていますと教えてくれることは少ないことでしょう. その言葉が使われている状況を踏まえてなんとなくこういう意味で使っていると推察して, 同じように使ってみたらうまく伝わったような気がするというかなり曖昧なプロセスで言葉の意味を私たちは身に付けています. 医療現場で用いる言葉には専門用語がたくさんあります. しかし, それらはテキストで言葉の意味を厳密に定義されているものの, 私の知る限りではここまで多用されている「急変」についての専門用語としての定義はなく, 使っている人の間でも完全に同じ意味としてとらえきれていません.

　前置きが長くなりましたが, それでは「急変」という意味を定義しなおすのかというと「急変」はあまりにも平易で頻用されている言葉ですのでわざわざ定義しなおしたとて, たちまちに現場レベルで意味が崩れてしまうことになります. 医療現場では「急変」という言い回しは使用しないとした方がいいでしょう.

そのうえで，まずは心肺停止（CPA）の状況について定義してみます．心肺停止の定義についていまさら議論するつもりはありませんが，心肺停止が「想定される」ものか「想定されない」ものかを分けることが大切でしょう．がんが治療抵抗性となり病勢が進行してやがて心肺停止に向かうことを止められなくなった場合には「想定内のCPA」となりますが，がんが進行していたとしても，薬剤の有害事象や手術の合併症，あるいは偶発的な事故やほかの疾患による心肺停止で心肺蘇生により回復が見込まれる場合は「想定外のCPA」となるでしょう．ネーミングについては各施設にお任せしますが，心肺停止について「想定内」「想定外」あるいは「回復不能」「回復が見込まれる」などで分類して明記する方がよく，これらのすべてを包含してしまう「急変」という言葉で丸めてしまわない方がよいでしょう．

　心肺停止を「想定内」「想定外」あるいは「回復不能」「回復可能」で分けて考えるようになると，少なくとも「想定内」で「回復不能」な場合には患者さんの尊厳を重視して心肺蘇生は行わない，というDNARの約束を患者や家族との間で合意形成するハードルは低くなるでしょう．

　次にDNARという言葉についても，各施設や診療科単位だけでなく各医療従事者個人で意味の差異が激しくなっています．よくあるのは「この患者さんはDNARだから医療行為をしてはいけない」という極端な考え方です．ここで注意していただきたいのはDNARとはがんや心不全などの主病状の進行により想定され，治療効果が望めない回復不能な心肺停止状態の患者に対して胸骨圧迫に端を発する一連の心肺蘇生行為を行わないことであって，そのほかの医療行為全般を禁ずるという意味ではないということです[1]．

　ここでみなさんのなかには「胸骨圧迫ぐらいは家族が求めるのであれば患者を見捨てていないというパフォーマンスでやってもいいのではないか？」あるいは「家族が間に合うまで求めに応じて胸骨圧迫をするのはアリなのではないか？」という疑問がわいてくる方がおられることでしょう．確認しておきたいことは，胸骨圧迫はあくまでも一連の心肺蘇生法の最初に行う医療行為であり，胸骨圧迫と同時に気道確保・人工換気・循環管理を行わねば有効な医療行為とみなされないということです．

　実はこの大切な事実は最近になり議論されたわけではなく，American Medical Association がすでに1991年に公表したガイドラインにおいて，

　①心停止に関して患者と医師が事前に話し合いを持つ必要性があること

　②指示は患者の願望（preference）に基づくべきであること

　③患者が意思表明をできない場合は，患者の最善（best interest）を考慮した

　うえで代理判断者を許容すること

　④指示内容は診療録へ記載すること

　⑤指示は心肺停止のみで有効であり，その他の治療内容に影響を与えてはいけないこと

　⑥指示に関連するすべての者が指示の妥当性を繰り返し評価すること

などと推奨しています[2)].

　その後，国内外において DNAR に関する議論はさらに広がりをみせています[1)]. 特に Partial DNAR を許容するのかという議論は特筆に値します．Partial DNAR とは，①心肺蘇生（cardiopulmonary resuscitation; CPR）の内容をリスト化して，気管挿管はしないが胸骨圧迫を行うことや，昇圧薬は投与するが胸骨圧迫を実施しない，など CPR の一部のみを実施すること，②心停止前の呼吸不全には気管挿管を行うが，心停止時には心肺蘇生を行わない，などの DNAR 指示を指す用語です．Partial DNAR は患者の自律性を尊重して幅広い選択肢を提示しようとした結果とされています．そして Partial DNAR が一般化した結果，DNAR の意味があいまいとなり，DNAR 指示下ではあらゆる医療行為が否定されるという誤解につながっています．

　このような説明がなくとも Partial DNAR の典型例として終末期における意思決定でありがちである心肺停止時に胸骨圧迫をのみを儀式的に行うことへの是非について倫理的な議論はさほど困難ではないと考えますが，患者・家族・医療従事者の3者が DNAR とはあらゆる医療行為からの撤退を意味すると極度の拡大解釈をしていると，むしろ「胸骨圧迫だけを行うのでは心肺蘇生として有効でなく，蘇生行為をするのであればフルで行うべきである」という前述の Partial DNAR 否定論が拡大解釈されて，全か無か（All or Nothing）の思考に陥り，終末期の不可逆な死に臨んでも胸骨圧迫を含めた CPR を実施するという選択が行われることになります．

　すなわち Partial DNAR 否定論の前提となる，DNAR の定義を広く考えすぎているあまりに「胸骨圧迫をしない人は，いかなる局面においても人工換気も循環管理も行ってはいけない」という曲解が生じてしまい，「できることがあればなんでもしてほしい」という切実な思いまでを否定してしまうのです．

　もっと素朴に考えれば，患者さんが病気でお亡くなりになるプロセスがすでに不可逆な場合には，大切に思われている方々に囲まれて静かに旅立つ場を作る一方で，救命や症状緩和につながる医療行為を患者さんが望むのであれば躊躇なく提供できるのが望ましいということなのです．

　ここで，事前指示（Advance Directive; AD）という言葉も導入しておく必要

があります．侵襲的治療として人工呼吸や血液浄化に加え，IABP（大動脈内バルーンパンピング　intra-aortic balloon pumping），PCPS（経皮的心肺補助装置 percutaneous cardiopulmonary support），臓器移植，人工透析（HD），ペースメーカ植込み，ICD（埋込み型除細動器）などの医療行為を新たに実施あるいは継続あるいは中止を行うことを患者およびその家族に説明して申し合わせを行うことを「Advance Directive（事前指示）」と呼んで，これまで話してきましたDNARとは区別して説明および同意を得た方が望ましいと考えます．私は，「救命や症状緩和につながる医療行為を患者さんが望むのであれば躊躇なく提供できるのが望ましい」と述べましたが，たとえ救命や症状緩和につながると医療従事者が判断する医療行為であっても，それを受け入れるかどうかを決断するのは最終的には患者さん自身の意思によります．

　3rdストーリーで「緊急ACP」としてお話ししたACP（Advanced Care Planning）はADだけでなく患者とその家族にまつわるこれからのことを事前に話し合うプロセスのことを指しています．

　ここまで述べましたDNAR，AD，ACPの包含関係を図示しますと **図2** のようになります．

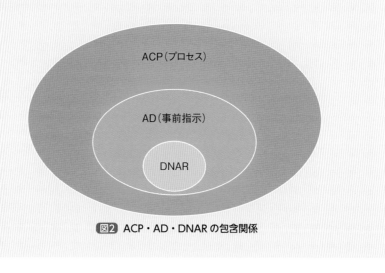

図2 ACP・AD・DNARの包含関係

　Gさんの担当看護師，担当医，Gさんの長男，緩和ケアチームのメンバーでGさんにとっての最善は何かを考えることになりました．

　長男からはGさんが以前に「動けなくなったときは，お前たちに迷惑をかけたくないから施設に入れてくれ」とよく話していたと語られました．担当看護師からは今回の入院ではGさんに「おうちに帰りたいですか？」と質問した時に特定の所作を示す様子はなく，意思表示ができる状況ではないと思うという意見がありました．その前の治療目的での入院では，Gさんはあまり積極的に意見を述べる人ではなく，看護師に対して遠慮がちで自分でできることはできるだけ自分でやろうとする人だったと担当看護師は語りました．また，治療を開始するときの説明の際も，「治る可能性があるなら治療を受けるが，効果がなければ諦めます．息子には迷惑をかけたくない」としきりに言われていたことを担当医や看護師は思い出しました．

　これまでの話をすることで，長男と医療チームとの間でGさんの苦痛をとるための医療行為は可能な限り行うが，病状の進行による心肺停止時の胸骨圧迫を一連とする蘇生行為は行わないこととして，DNARに関する同意書を作成し，さらに血圧低下時の昇圧薬は使用しないことや，気管挿管や人工呼吸器，人工透析は行わないことなどの方針も決めて診療録に記載しました．

　さらに今後の療養先として，緩和ケア病棟あるいはホスピスのある施設への転院を考えていく方向となりました．

　ただし，これらの合意はさしあたりのものであり，状況の変化や家族の希望により撤回が可能で繰り返し話し合うことができる旨をお伝えして，話し合いを終えました．

Step-Up ＜臨床倫理の4分割法＞

　このストーリーでは，「Gさんの担当看護師，担当医，Gさんの長男，緩和ケアチームのメンバーでGさんにとっての最善は何かを考える」というACPが行われるなかで，DNARや事前指示（AD）についても話し合われました．DNARやADを含む意思決定支援に医療従事者がかかわるときには倫理的な葛藤を抱えることになります．話し合いのプロセスを誤りのないものにすることや，それをわかりやすく記録しておくことがプロフェッショナルとして求められることになります．とくに医療行為の中止や差し控えに関して，適切なプロセスで話し合われてい

て，倫理面への配慮が十分に行われていることを保証し，証明するツールとして「臨床倫理の4分割法」（**表1** 参照）というものがあります．

　倫理的に葛藤を抱えそうな意思決定支援をする場合には，多職種の医療従事者が集まり，医学的適応，QOL，周囲の状況，患者の意向（選好）の順に検討するといいでしょう．

Take Home Message

- 自分に都合の悪いことや予想に反するできごとを「もやもや」と名づけてその場にいる人たちで共有し，辛いことや困りごとをシェアすることで一人に集中している精神的な負担を軽くしましょう．
- 意思決定能力を判定する場合に，診断名などの分類により先入観をもつことは禁物です．
- 意思決定能力を判断するときに注意すべきことは，①説明を聞いたことを自分の言葉で説明し直せる，②自分の大切にしていることを説明できる，③医療行為の長所と短所を自分の言葉で説明できる，などがあげられます．
- 意思決定能力がある・なしだけを判断してしまうのではなく，その人がどの程度の内容であればどのような意思をどのような方法で表明できるのかを知って，それに応じた方法で意思決定支援をすることが求められます．
- 家族や医療従事者で話し合う際に大切にすることは，「私はこうした方がい

いと思う」という思考ではなく，「Gさんが意思決定できたとしたらきっと
こう決めるにちがいない」ということを一緒に探す姿勢です．

- 医療現場では「急変」という言い回しは使用しないとした方がいいでしょう．
少なくとも，DNAR指示をする際には想定内で回復不能な心肺停止に限定
するという言葉遣いを施設内や家族との間で意思統一することが大切です．

【文献】

1) 日本集中治療医学会倫理委員会．DNAR（Do Not Attempt Resuscitation）の考え方．日
本集中治療学会誌．2017; 24: 210-5.
2) Guideline for cardiopulmonary resuscitation and emergency cardiac care. Emergency
Cardiac Care Committee and Subcommittees. American Heart Association. Part Ⅷ.
Ethical considerations in resuscitation. JAMA 1992; 268: 2282-8.

表1 チェックリスト

構造構成主義・本質行動学の原理への理解と実践	関心（志向）相関性	
	方法の原理	
	他者承認の姿勢	
		肯定サンドイッチ
		価値観コミュニケーション
	戦略的ニヒリズム	
	手段・方法を自己目的化しない	
あなた自身の「あり方」	「指を自分に」	
	「みんなちがって，みんないい」	
	「ゆるし」と「いのり」	
	「もやもや」	
チーム医療	他者承認の姿勢	
		肯定サンドイッチ
		価値観コミュニケーション
	「指を自分に」	
	「みんなちがって，みんないい」	
	「ゆるし」と「いのり」	
	「安心安全の場」を作る	
行動経済学	知識	システム1とシステム2について説明
		プロスペクト理論【確実性効果】
		プロスペクト理論【損失回避】
		プロスペクト理論【フレーミング効果】
		プロスペクト理論【4分割パターン】
		現在バイアス
		サンクコスト（埋没費用の誤謬）
		利用可能性ヒューリスティックス

102

	概要	参照ページ
☐	現象の存在や価値，意味はその人が持つ身体，欲望，関心によって決められる	5th, P51
☐	目的と状況によって，方法は変わる	1st, P5
☐	他者がそこにいることを承認する姿勢	—
☐	相手のよいところから述べて，次に，相手にとって耳の痛い話，改善すべきところや相手と異なる意見を述べ，最後には前向きな総括で締める	—
☐	話している相手の価値観を探り，尊重しようとするコミュニケーション	—
☐	完璧な成果を求めすぎない姿勢	4th, P43
☐	目的を達成するための方法・手段自体が目的となってしまうことを避ける	—
☐	容易に変えることのできない他人や環境にではなく，まず自分に目を向ける姿勢	—
☐	多様なあり方を認める姿勢	—
☐	自分にとって不都合な事実を受け入れる姿勢	—
☐	一見すると対立するようなことで，どっちがいいかの議論が白熱しすぎて，お互いが幸せになるという目標を見失ってしまうぐらいなら，「もやもや」するけど，どっちも大切にしながら何とかすることで誰も犠牲にすることなく幸せを目指そうという考え方	7th, P88
☐	他者がそこにいることを承認する姿勢	—
☐	相手のよいところから述べて，次に，相手にとって耳の痛い話，改善すべきところや相手と異なる意見を述べ，最後には前向きな総括で締める	—
☐	話している相手の価値観を探り，尊重しようとするコミュニケーション	—
☐	容易に変えることのできない他人や環境にではなく，まず自分に目を向ける姿勢	—
☐	多様なあり方を認める姿勢	—
☐	自分にとって不都合な事実を受け入れる姿勢	—
☐	構成員が自分の関心事や価値観に基づいた意見を正直に話せるようになっている	5th, P53
☐	システム 1 は直感的で素早い判断，システム 2 はゆっくり起こる論理的な判断	6th, P77
☐	100％と 0％という確率を好んで選択する傾向がある．	6th, P79
☐	得をするよりも，損をするほうをより嫌う．	6th, P80
☐	説明する「フレーム」によって，受け手の意思決定に影響を与える．例えば「利得フレーム」と「損失フレーム」	6th, P81
☐	確率の低い利得局面や確率の高い損失局面ではリスク追求的になる．	6th, P84
☐	現在，目の前にあるものの大きさは現実以上に大きく見えて，遠い未来のものを小さく見積もってしまう傾向のこと．	1st, P5
☐	これまでにかけた費用や時間が無駄になるのを恐れて，同じ方法を続けてしまう傾向	—
☐	頭の中にあるたくさんの情報のなかから，今，直面している問題と関連する情報のなかで，最も利用しやすい情報を引き出してくることで，即座に判断しようとすること	3rd, P27

行動経済学	知識	確証バイアス
		正常化バイアス
		後知恵バイアス
		平均回帰
		トレードオフのタブー視
	対処	ナッジ
		コミットメント
		フレーミング効果
		エビデンス・ベースド・メディスン
医療倫理の 4原則	自律尊重の原則	
	正義	
	善行（利益）	
	無危害	
	バランス	
科学的根拠 （エビデンス）	エビデンスを知っている	
	エビデンスを用いる	
	エビデンスを説明できる	
	エビデンスを構築できる	
コミュニケー ション・スキル	ハーバード交渉術	
		戦術
		取引設計
		セットアップ
	「音読み」でなく「訓読み」を	
	Serious illness Care Program （SICP）などの研修	
	共感型と問題解決型 コミュニケーション	
	価値観コミュニケーション	

JCOPY 498-02294

	概要	参照ページ
☐	システム1による直観的な判断を支持するために，その判断を支持する材料だけを集めようとする偏りのこと	6th, P77
☐	自分だけは大丈夫という根拠のない自信のこと，「何だかいけそうな気がする」気持ちのこと	2nd, P15
☐	結果がわかった後で，それまでの経緯のなかの出来事たちに対して，結果に対する意味づけをして，結果との因果関係があるかのようにとらえる傾向	―
☐	偶然に起こる出来事に対して，一喜一憂する傾向にあることを表した言葉	―
☐	トレードオフとは，ある選択をする時にその選択肢を選ぶと，引き換えに別のものを失うことを指す	
☐	横から肘でつつくように「好ましい」選択を促す手法	2nd, P18
☐	約束や誓いをすることで，行動変容を促す手法	1st, P6
☐	説明する「フレーム」によって，受け手の意思決定に影響を与える手法	6th, P81
☐	臨床研究を実施した結果による意思決定ができる	5th, P57
☐	「自分のことは自分で決める」という意思決定の大前提	7th, P100
☐	例えば，限られた医療資源が一人の患者さんに対して不当なほどに集中することは正義に反するという考え方	2nd, P20
☐	素朴に「個人善とは患者さんにとってよいことである」と言ってしまうほうがわかりやすく，「公共善」とは「社会にとって役立つこと」と言い換えることができる．	2nd, P20
☐	患者さんが選んだ医療行為が明らかに患者さんの心身に危害を及ぼすようなものであれば，たとえ患者さんがそれを強く望んだとしても，医療従事者としてその医療行為を実施してはいけない	2nd, P20
☐	意思決定においては，4つの原則のバランスが保たれる必要がある	2nd, P20
☐	ガイドラインや最新の論文について知識がある	5th, P57
☐	ガイドラインや最新の論文の知識により，診断・治療ができる	5th, P57
☐	エビデンスが作られた背景を含めて，専門家同士や患者・家族に説明できる	5th, P57
☐	臨床研究を計画あるいは協力して，エビデンスの構築に関わる	5th, P57
☐	「ハーバード流交渉術」のルーティン（戦術・取引設計・セットアップ）を身に付ける	1st, P4
☐	患者の健康と幸福の実現	1st, P8-9
☐	患者やその家族のおかれている状況，すなわち病状の検査結果や診察の所見だけでなく，居住環境，職業，家族構成，価値観，宗教などの人間としての暮らしぶりを知ったうえで，取引の設計をする	1st, P8-9
☐	交渉のテーブルに誰をつかせるか？	1st, P8-9
☐	「音読み」でなく「訓読み」のコトバを使う	3rd, P31
☐	Serious illness Care Program（SICP）などの研修を受講する	6th, P70
☐	解決したくなる癖を抑えて，じっくり聞くという姿勢	7th, P88
☐	すべての人が，その人なりの幸せを手に入れるためには，その人が大切にしているものを知ることから始めなければならない	7th, P94

おわりに

　これで7つのストーリーを終えました．最後の7つめのストーリーでは，なんとか患者さんやそのご家族と医療チームとの間で治療方針やこれからのことを話し合う上でもっとも大切な幹となる「あり方」をどうしても示したくて解説文が長くなってしまいました．

　がん患者の意思決定支援成功の秘訣が部分的なテクニック論に終始しないためにも非常に重要な議論であると考えております．この議論をするにあたり，当施設の医療安全管理者や各診療科の管理部長の医師の方々，緩和ケアチームのメンバーに様々な意見や資料をいただけたことを心より感謝します．

　この実践編を執筆し始めたころから書き終えるまでの間に，私自身，様々な研修会に参加者や運営スタッフとして参加してたくさんの学びを得ました．冒頭でも述べましたように前作である「がん患者の意思決定支援 成功の秘訣」を手に取っていただいたのは医療従事者だけでなく製薬企業の方々や患者さんやそのご家族もおられ，それぞれに反響をよせていただきました．そのことから，薬剤師さん向けの「アカデミック・ディテーリング」の研修会やピアサポーター養成のための研修会のファシリテーター（会議やミーティングを円滑に進める技術をもった人）をさせていただく機会をいただきました．また当院は地域でも有数の循環器疾患をあつかう施設でもあり，緩和ケアチームのリーダーとして活動するなかで心不全患者さんの緩和ケアに携わることも少なくありません．心不全学会の緩和ケア教育プログラム（HEPT）のファシリテーターでは，がん患者さんとは異なった「死に直面した患者さん」へのコミュニケーションの難しさを教えていただいております．最後に書きました事前指示やDNARに対する議論においてHEPTの参加者やほかのインストラクターとの議論はその中核をなすものと言えます．

　そして，この本の基盤となっているのは構造構成主義/本質行動学と行動経済学であることは忘れてはいけないでしょう．物語ベースで展開しているため構造構成主義/本質行動学と行動経済学については断片的な語り掛けとなり，それぞれの学問を網羅的，系統的に語るに至っておらず，構造構成主義/本質行動学をご指導いただいておりますエッセンシャル・マネジメント・スクール（EMS）代表の西條剛央先生，行動経済学についてご教授賜りました大阪大学の大竹文雄先生，平井啓先生には「もう少し踏み込めないのか？」というおしかりを受けるかもし

れません．日頃のご指導に感謝するとともにこの本で不足している部分は前作および先生方の書籍に下駄をあずけるということでご容赦いただければ幸いです．

　読者の皆様におかれましては，ぜひ西條先生や大竹先生が執筆された書籍や論文を手に取っていただき，より学びを深めていただければ幸いです．

　文末になりますが，お名前をあげました先生方だけでなく，絶えず温かい言葉かけをして応援してくれた EMS のフェロー（研究員）お一人お一人，つねに新鮮で刺激的な議論を展開されている医療行動経済学会議のメンバーの方々には，未熟な私を見守り育てていただいたことを心より感謝いたします．

　この本を最後まで読んでいただき本当にありがとうございました．甘えているわけではありませんが「肯定ファースト」の精神でご意見をいただければ嬉しいです．

2023 年 7 月

堀　　謙輔

索 引

著者略歴

堀　謙輔（ほり　けんすけ）

（略歴）
1969 年 2 月 1 日　奈良県御所市に生まれる
1994 年　奈良県立医科大学卒業
同年　奈良医大産婦人科教室に入局，兵庫県立西宮病院に赴任
1996 年より 2001 年まで奈良医大附属病院産婦人科非常勤医員
2001 年より 2006 年まで奈良県立五條病院産婦人科医長
2006 年より関西ろうさい病院産婦人科
2012 年より同病院緩和ケア科兼任
2014 年より同病院産婦人科第 2 部長
2021 年より同病院緩和ケアセンター長兼任

（資格）
日本産科婦人科学会専門医・指導医，がん治療認定医
日本婦人科腫瘍学会指導医（2022 年取得）
日本産科婦人科内視鏡学会・内視鏡外科学会技術認定医（2022 年取得）
暫定がん・生殖医療認定ナビゲーター（2023 年取得）
日本新生児・周産期学会新生児蘇生法「専門」コースインストラクター
日本緩和医療学会認定医，緩和ケアの基本研修に関する指導者
日本病院協会認定医療安全管理者（2020 年取得）

（所属学会）
日本産科婦人科学会，日本癌治療学会，日本臨床腫瘍学会，日本婦人科腫瘍学会，日本産科婦人科遺伝診療学会，日本がん・生殖医療学会，日本緩和医療学会，日本新生児・周産期学会，日本臨床細胞学会，日本内視鏡外科学会，日本産科婦人科内視鏡学会，，婦人科悪性腫瘍研究機構（JGOG），日本サイコオンコロジー学会，日本がんサポーティブケア学会，Multinational Association of Supportive care in Cancer（MASCC），米国臨床腫瘍学会（ASCO）国際婦人科癌学会（IGCS）

（学会における役職）
日本婦人科腫瘍学会代議員，同査読委員（Journal of Gynecologic Oncology を含む）
日本婦人科腫瘍学会卵巣がん治療ガイドライン 2025 年版作成委員
日本癌治療学会学会誌 International Journal of Clinical Oncology（IJCO）査読委員
婦人科悪性腫瘍研究機構（JGOG）理事，同 COI 委員会委員，同施設認定・監査委員会委員，
日本サイコオンコロジー学会体験者・家族連携委員会（仮称）ピアサポート小委員会委員，
日本癌治療学会認定がん診療連携・認定ネットワークナビゲーター委員会委員
兵庫県がん診療連携協議会緩和ケア部会コアメンバー，関西臨床腫瘍研究会（KCOG）社員・倫理委員会委員

（著書）
「がん患者の意思決定支援　成功の秘訣」（2022 年中外医学社）
「医療現場の行動経済学」（2018 年東洋経済新報社　第 4 章担当）
「実践　医療現場の行動経済学」（2022 年東洋経済新報社　第 1 章担当）

がん患者の意思決定支援 成功の秘訣 実践編 ©

発　　　行	2023 年 11 月 20 日 　　1 版 1 刷	
著　　　者	堀　　謙　輔	
発 行 者	株式会社　中外医学社	
	代表取締役　青　木　　滋	

　　　　　　〒 162-0805　東京都新宿区矢来町 62
　　　　　　電　　話　　03-3268-2701（代）
　　　　　　振替口座　　00190-1-98814 番

印刷・製本/三報社印刷（株）　　　　　　〈MS・YT〉
ISBN 978-4-498-02294-2　　　　　　　Printed in Japan

JCOPY ＜（社）出版者著作権管理機構　委託出版物＞